夢を叶える7つの呼吸法

心の足かせをはずして
自分らしく生きるメソッド

氣幸師 KOJI

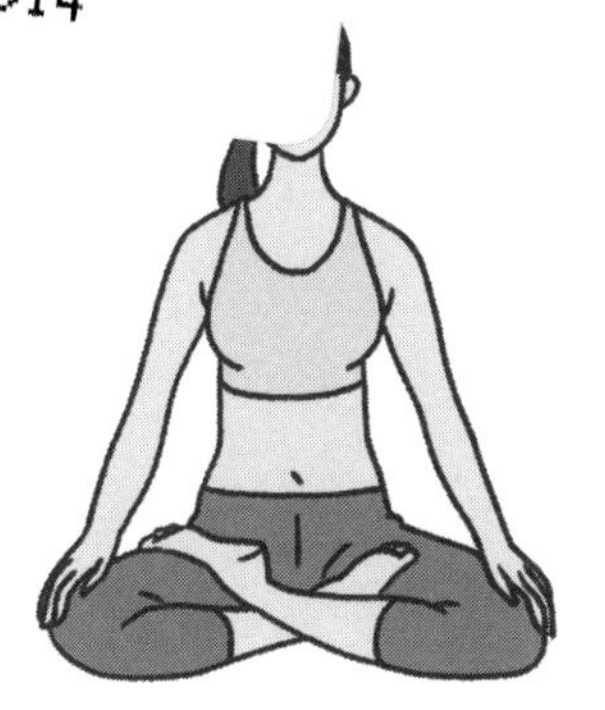

コスミック出版

はじめに

目標を達成できないのは「心の足かせ」が原因

何をやってもうまくいく人は、心が軽くて、思考が整頓されている

世の中には何をやってもうまくいく人、望むとおりの人生を送っている人がいます。誰もがそのような人生を送りたいと願いますが、大抵の人は叶いません。本当はやりたい仕事があるのに、本当はもっとお金が欲しいのに、本当はあの人と一緒にいたいのに、本当はいつでも好きなところへ行きたいのに、本当は……。いろんな望みがあるのに叶えることができません。

何かを望むと必ず「お前には無理だよ」「今のままでいいよ」と、叶えたい未来へ進ませない存在が心の中にいるからです。その時点でなかったとしても、そのうち「この選択をしたら、バカにされるだろうな」「前にこれで失敗したから、やめておこうかな」と制限する思考がつきまといます。私は、この存在を「心の足かせ」と呼んでいます。

何をやってもうまくいく人は心の足かせがありません。やりたいことがどんどん見つかり、サクッと行動して望みを叶えていきます。この状況が、俗に言うワクワクにしたがって生きる感覚です。これは、人生を好転させたくて私のもとを訪れるクライアントと接するうちに得られた答えです。

目標達成に向けてまずやりたいことは、毎日紙に夢を書くことでも、朝起きたら人生が好転するアファメーションで、自分自身にポジティブな言葉をかけることでも、マインドフルネスで自分に気づくことでもありません。もちろんこれらが効果的なのは間違いありませんが、一番にやりたいのは心の足かせをはずすことです。

誰でも心の足かせをはずし、自分らしい未来を達成できる

私は気を扱った施術を生業にしています。気で幸せを導くという考えのもとに、「気功」ではなく「氣幸」と呼んでいます。本書では一般的なものを「気功」、私が扱うものを「氣幸」と区別しています。

これまで私は、氣幸を使った目標達成の施術を数多く行ってきました。クライアントの大半は、他でセッションや心理学ベースの療法を受けられてもうまくいかなかった人です。

最後の頼みの綱として氣幸を選んでくれます。知らない人にとって氣幸は眉唾物ですから、病気の施術についても、西洋医学に見放された重篤な依頼者が多いものです。

しかし、現在の気功は科学で定義されるようになりました。気功というと、太極拳をイメージされるかもしれませんが、医療やカウンセリングの分野でも使われています。本場中国では、公的な医療として、病院内に気功科が設けられています。イギリスでも、気功を使ったヒーリングが保険適用で使われています。

そして私も、「氣幸」を不思議な未知の存在としてではなく、科学的な知見のもとで利用しています。この氣幸のベースが、本書でご紹介する数々の「呼吸法」です。誰もが当たり前のように繰り返している呼吸に着目すると、人生を大きく好転させていけます。

氣幸施術の前に、どのような人生にしていきたいかとお聞きしますが、ほとんどの人は心に足かせがガッチリついていて答えられません。そもそも心の足かせがなければ、今まで受けた何かしらの方法でうまくいっているでしょう。そんな方々も足かせがはずれていくと、本来自分のやりたかったことを思い出し、真っすぐ進めるようになります。

長年勤めた大手証券会社を退職し、大好きだったインテリアの道に進まれた方。患者として受けていた氣幸施術を、自分も世の中に広めたいと氣幸師になられた方。しのぎを削るラーメン激戦区で成功していたが、本当は静かにこじんまりしたお店で商売をしたかったと気づき移転された店主。さまざまなケースがありますが、皆、心の足かせが取れたことで本来やりたかったことに気づきます。そして、これまで想像すらできなかったような人生をめいっぱい楽しんでおられます。

私のクライアントは、目標達成すると「もっとこういうことがしたい！」と新たな目標が生まれ、達成することが当たり前になっていくようです。これもすべて、自分を邪魔する存在がなくなったことで実現しています。

本書では、４つの知識をご紹介します。

１　心の足かせの正体
２　憧れの未来を叶えるための前提知識
３　目標達成の確率を上げる目標設計と手順
４　自分自身で足かせをはずすための呼吸法

この本を手に取ってくださったあなたも、心の足かせをはずし、目標達成の喜びを知り、人生が好転していかれることを心より願っています。

夢を叶える7つの呼吸法
心の足かせをはずして
自分らしく生きるメソッド

目次

はじめに——3

第1章 叶えたい未来を実現するために知っておきたいこと

第2章 未来を想像すると邪魔をする「心の足かせ」の存在

第3章 叶えたい未来を達成するために必要な設計図

第4章 「7つの呼吸法」を使って、自分で未来達成を確実にする方法

第5章 叶えたい未来達成の可能性を高める生活習慣

編集協力／H&S㈱ 岩谷 洋昌
イラスト／森 海里
装丁／尾形 忍(Sparrow Design)

第1章

叶えたい未来を実現するために知っておきたいこと

人生の成功は、感情8割、理論2割で決まる

なぜ、いつまでたっても叶えたい未来が実現しないのでしょうか？　「自己啓発の本を何冊も読んだ」「セミナーに何度も参加した」それでも今まで夢が叶わなかったのは、**自分を否定する感情に目を向けてこなかったから**です。

必ず感情は行動の要因になります。**感情が先に生じて、行動がその後に続く**ということです。叶えたい未来を達成できない人は、ネガティブな重苦しい感情を持っており、新しいことをしようとするたびに負の感情が沸き上がります。そして、感情の後にポジティブな行動がともなわないのです。

毎日「忙しいな」「大変だな」という気持ちでいたり、「しないといけない」「するべきだ」という思い込みで行動していませんか？　多くの場合、使命感という名の洗脳された感情によって、願わない方向に行動させられているのです。普段、どのような感情で行動しているか気づくことから始めてみましょう。気づければ、前向きな感情に変えていけます。

前向きな感情が生まれると「はやく今の目標を達成してさらに楽しい未来を作ろうよ！」

と未来側から引っ張られるような感覚になり、常に楽しい未来を想像し続ける状態になるのです。あとはそれに従って淡々と行動し続けると、いつの間にか夢が叶います。ここに努力や忍耐はいりません。叶えたい未来を想像して前向きな感情を作り出し、淡々と理論に基づき行動する。傍から見れば「この人はいつも必死だな」と映るかもしれませんが、本人はただ楽しんでいるのです。これが努力や忍耐がいらないということです。

「心の足かせ」に気づくことからはじまる

叶えたい未来を達成するためには、自分を否定する思考をストップして、前向きに行動し続ける。ただこれだけです。そうとわかっていても簡単に変えられる話ではありません。なぜなら、**自分を否定する思考は無意識のうちに生まれる**からです。

瞑想を日課にしている人なら別ですが、基本的に、私たちは日常生活で生じる感情を認識するのが得意ではありません。そこで積極的にネガティブな感情に目を向けて、心の足かせの第一歩を踏みだしましょう。

何か新しいことを始めようとしたとき、急に不安になったとしましょう。通常だと感情に流されて終わります。しかし、ここで「あっ、不安になっている」と認めてあげてください。声に出してみるのも有効です。どっぷりと感情に浸るのではなく、**一歩引いて客観的に自分に起きている感情を見つめます。知らないことは気づけない、知っていることは気づける**。この感覚はとても大切なので、覚えておきましょう。

自転車に乗れるようになるのも、水泳ができるようになるのも、何度も練習するからです。感情に気づいてあげるという行為も同様です。最初は時間がかかりますし、うまくいかないことも多いでしょう。ここで諦めず練習を重ねると、スムーズに自分の感情に気づけるようになっていきます。

心の足かせが消えない限り、直感に従ってもうまくいかない

直感で行動すると物事がうまくいく、というような話を聞いたことがありませんか？ある団体では、直感を、神様の声や宇宙の意思であると説いているところもあります。このような不思議な能力を私は否定しません。しかし、この考えは少し危険です。**絶対的な力に１００％自分をゆだねてしまうと、自由意志がなくなってしまう**のです。絶対的な存在に自分の人生を振り回されてしまいます。

直感は過去の経験から得られるものだと考えています。

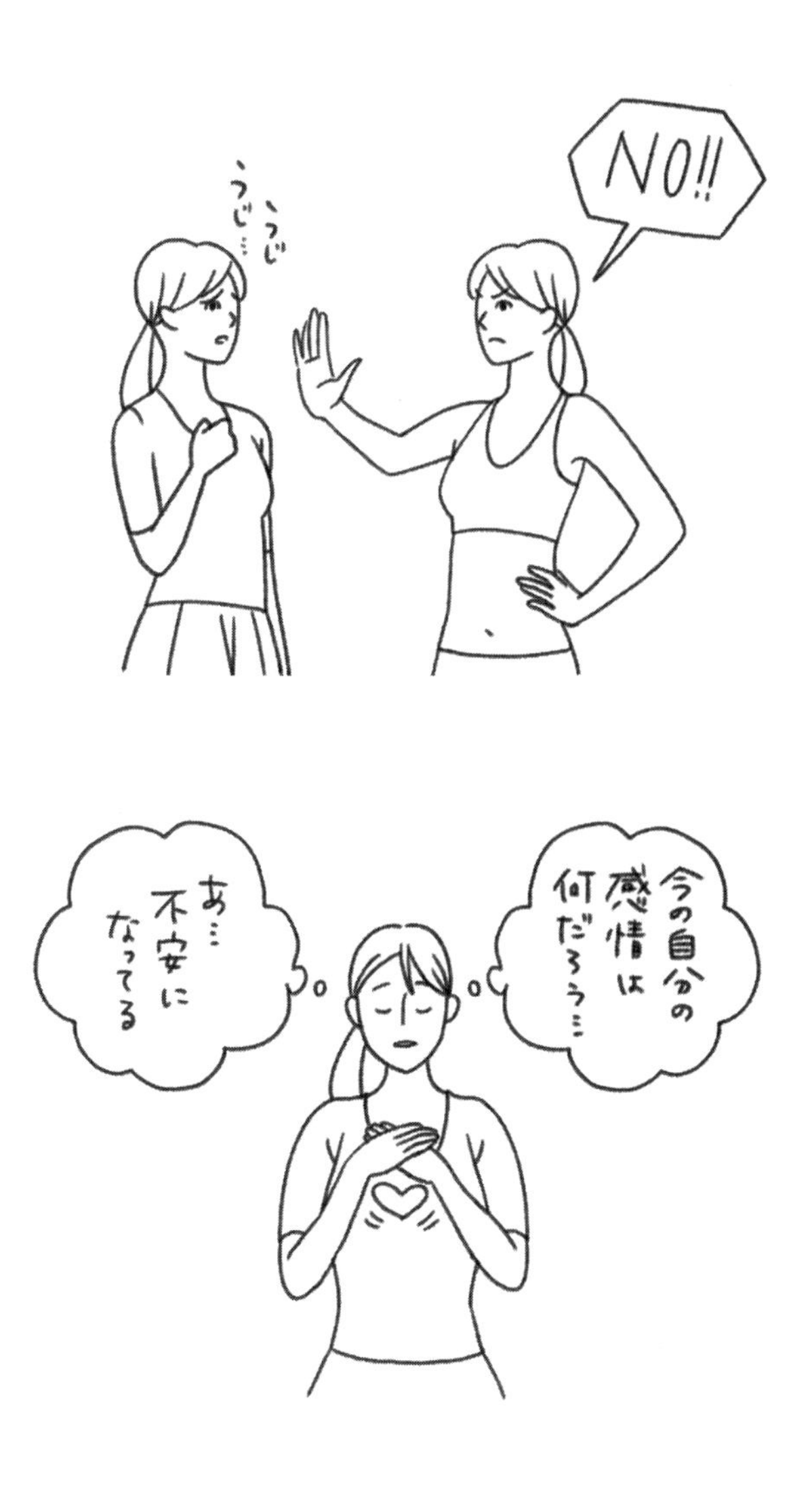
うじうじ…
NO!!
今の自分の感情は何だろう…
あ…不安になってる

私は雪国に住んでおり、初雪の日はきまって車の渋滞に巻き込まれます。この経験から、その年初めて雪が降る日は、早く家を出たほうがよいと判断できるようになりました。他にも、渓流釣りに行くと魚が潜んでいる場所がなんとなくわかりますし、初対面の方との相性もなんとなくわかります。これらはすべて過去に経験したことが蓄積され、それに基づいて感じていることです。

この考えでいくと、「必死で努力しないと報われない」「好きなことだけでは生きていけない」「成功できる人は、ほんのひと握り」という教えに長年従ってきた人は、直感も教育された方向にはたらくことがおわかりいただけると思います。「嫌なことを率先してやるべきだ」という教えを実践してきた人であれば、仮に「好きなことだけで生きていきたい！」と考えても、いざ行動に移す段階で「好きなことだけやるのはわがままだ。嫌いなことでも嫌な顔をせずやらなければいけない」というように直感がはたらくでしょう。

心の足かせは自分自身が作り出すものです。本来であれば誰かに止められたとしても、迷わず自分の思い通りに進めばよいのです。自分がゴーサインを出さないうちは進むことができません。なかなか厄介な存在ではありますが、まずは心の足かせに気づくことから始めましょう。

あなたの思考は、100%誰かの影響を受けている！

あなたが普段正しいと思っていることは本当に正しいことでしょうか？　正しいという思い込みのせいで叶えたい未来へ進みにくいのなら、一度疑ってみるとよいでしょう。

正しいという判断は、過去に受けたしつけや教育に影響されます。遺伝子に書かれた情報によって生まれつき備わっている判断もありますが、主に生存維持や種族繁栄のための情報なので、ここでの正しい、間違いの判断基準となるものではないでしょう。

私たちが「こうあるべきだ」と考えていることは、時代によって変化するものです。私が子供の頃は、学校でよい成績をとり、一流の大学へ入り、一流の企業へ入社することが素晴らしいと言われた時代でした。現在は、一流の大学を出て一流の企業に就職することが、必ずしも素晴らしいわけではありません。一流の企業に勤めても、稼げる保証はまったくありません。それよりも、今の時代が求めているユーチューバーになったほうが、よっぽど稼げるかもしれません。ほんの10年前にユーチューバーになるなんて言ったら、それこそ社会のレールを踏み外したように思われたことでしょう。ですが、今はどうですか？　ユーチューバーは憧れの職業ランキングの上位に入っているのが現実です。

このような現実があっても、学校でよい成績をとり、一流の……に従ってきた人たちは、「そんなの子供の遊びじゃないか」とか「一生稼いでいけるわけがないじゃないか」とでも言うでしょう。**「過去のこうあるべきだ」とのギャップに戸惑い、新しい考えを認めたくない感情が生まれるのです。**

認めてしまうと、両親や学校の先生など過去に自分を教育してくれた人に怒られるのです。もちろん彼らが目の前にいるわけではありません。自分の中に存在していて、今になってもなお、無意識のうちに「この行動は怒られるかな？」「これをしたら褒められるかな？」とやっているのです。

私は子供の頃から自立するまでの20年間、朝、昼、夜三食食べないと健康に悪い、とか栄養が偏ると教わり育ちました。これまで病気といった病気をしたことがなく健康でいますので、それが当たり前のことだと思い込み、独立後も三食食べないと気が済まなくなっていました。

40歳を過ぎて、なんとなく体力の衰えを感じたときに「なんとかしてこの先も体力・知力を維持し続けたい！」と強く願いました。この瞬間から食事回数の思い込みがリセットされ、材料が目に入り始めました。

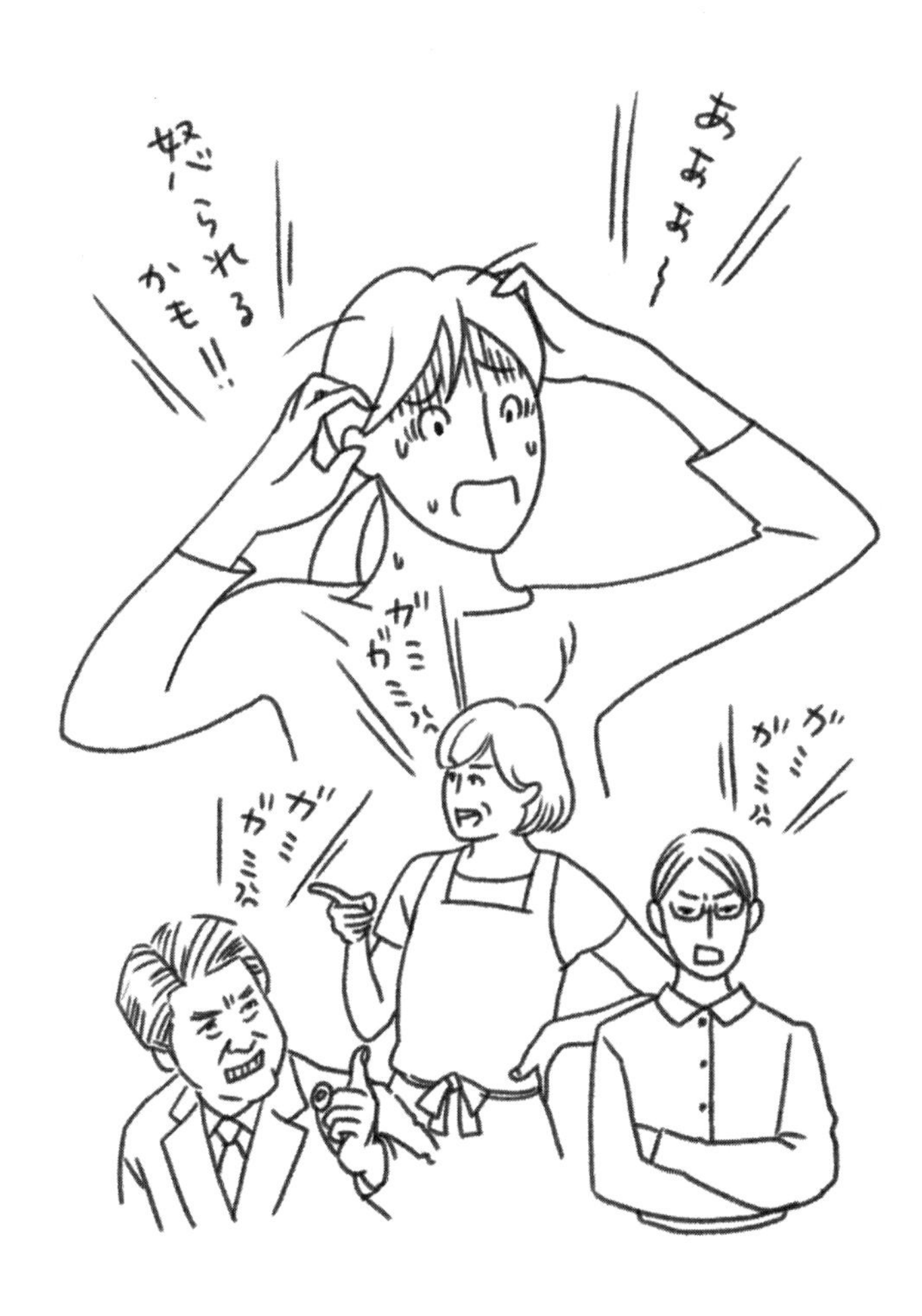
怒られるかも!!
あああ～
ガミガミぷ
ガミガミぷ
ガミガミぷ

三食以上の多食から一日一食、数日間食べない断食まで多くの情報と出会い、三度の食事をとることが当たり前と教えてくれる過去の教育者とは別に、**新たな教育者**が生まれました。これらの教育者を自由に選べる自分。**ニュートラルな感覚**です。

現在の私は一日一食で、体力も知力も維持しています。ただし私に合った回数ということですので、オススメしているわけではありません。お伝えしたいのは、**過去の教育による思い込みをリセットしてニュートラルな状態にすることで、新たな判断ができる**ということです。自分の中に存在している過去の教育者。もし、今の時代にそぐわない教えであれば、叶えたい未来を邪魔する存在でしかありませんので、消してしまいましょう。消す方法は後の章でお伝えします。

この世界は意識したものしか見えない

A君「ねぇ、しょうゆ知らない?」

A君の母親「目の前にあるでしょ」

家族で食卓を囲んでいるとよくある場面です。同じテーブルを囲んでいても、**A君とA君の母親は別の世界を見ています**。この話を、もっと実感していただきましょう。

目を閉じて、今いる部屋に青色をした物がいくつあるか頭の中で数えてください。数え終わったら目を開けて、実際の個数を確かめます。青色の数は一致したでしょうか？ 実は、数が一致することよりも、いつもより青色の物が目に入りやすくなっていることを実感していただきたかったのです。「青色を確認する」と意識したとたん、普段意識していなかった青色が、次々と目につくようになります。

この現象は叶えたい未来についても同様です。叶えたい未来を達成するには、必要な情報をキャッチする、必要な人と出会うというように**未来へつながる材料を見つけ**、それを使って行動していく必要があります。例えばコンクールで入賞した経験。

1　習い事に関する情報を見つけて入会する

2　先生と出会い、日々練習に励む

3　コンクールに出ることを勧められ、挑戦したら入賞した

1から3までの流れは、一見するとなんでもない出来事ですが、1の「習い事に関する情報」という材料を見つけない限り、3のコンクールで入賞するところまでたどり着きません。この先につながっていくかもしれないプロとしての活躍も、もちろん存在しません。

すべて何かしらの情報や人と出会うことから始まり、その先に続く未来がやってくるのです。

改めてこの法則的な流れを確認すると、叶えたい未来へ続く材料を意識できるかどうかで未来が大きく変わることがわかります。意識さえできれば叶えたい未来を達成するチャンスが広がっていくのです。

そこで見逃してしまっても、材料を使わない選択をしていても焦る必要はありません。**つかむべき材料はたくさんありますし、何度でも現れてくれます**。あなたの必要なタイミングで材料を使っていけば、いつでもチャンスが広がります。焦りや不安は材料をぼやかしてしまうので、いつでもリラックスしておきましょう。

未来を設定した瞬間から未来への材料が見え出す

どうすれば未来へつながる材料を見つけることができるのか？　これは簡単です。先ほどの青色を確かめる方法と一緒で、「叶えたい未来を明確にする」これだけです。

誰かと会話をしているとき、鼻の頭を気にしながら話さないでしょう。ところが、この文章を読んだ瞬間、鼻の頭が少し気になるのではないでしょうか。**私たちの脳は、必要なものしか見えない**しくみになっています。つまり、明確に未来像を思い描くことで、脳はそれを必要なものとして認識し、必要な材料を見せてくれるようになるわけです。

脳が、さらに材料を見せてくれるようにするためのコツがあります。それは、「どうしても叶えたい未来」を決めることです。ちょっとした願いであれば、いつでも達成できるという意識がありますので、あまり行動に移すエネルギーは生まれません。逆に、どうしても叶えたいことというのは、何かしら強い思いがあるので行動を加速させます。

少し視点を変えます。例えば、1カ月で5キロ痩せるとします。痩せたら確実にモデルになれるとしたら、頑張ると思いませんか？　モデルに憧れていたら、なおさら必死で努力するでしょう。これがモデルではなく、1000円の商品券がもらえるとしたらどうでしょう。頑張る人もいるとは思いますが、多くの人は挑戦しないと思います。モデルになるには体型を整えることが必須です。体型を整えることと痩せるという行為はマッチしています。一方、商品券はアルバイトでもすれば1日もかからず得られるでしょう。痩せる必要はまったくないわけです。叶えたい！　と強く思える未来を想像すれば、達成される可能性も高まるのです。

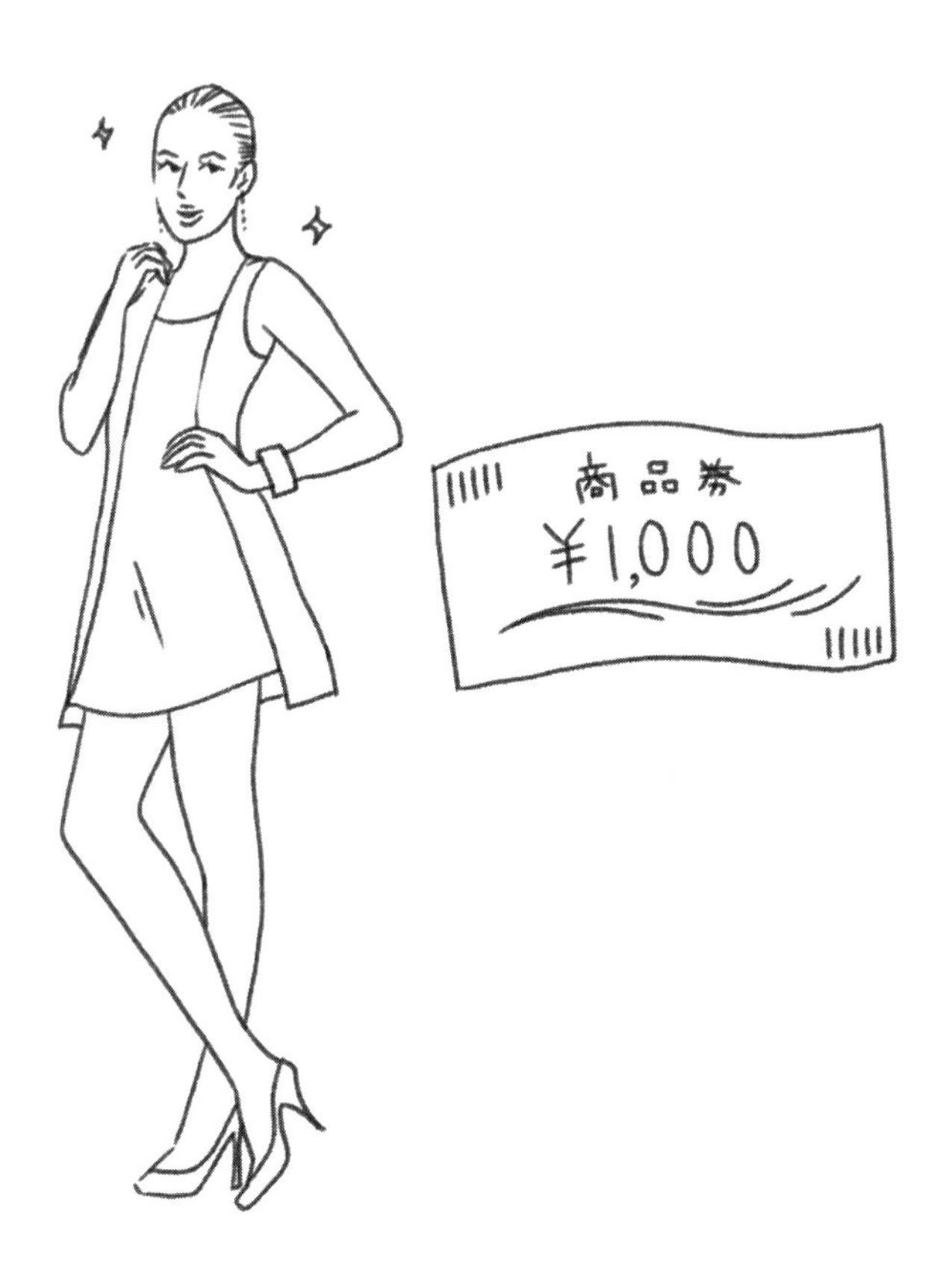
商品券
¥1,000

できる限り「大きなビジョン」で未来を設定する

あなたが叶えたい未来は、どのようなものですか？　こう聞かれると、今の自分と比較して叶えられるはずがないと思ってしまい、夢を小さく言う人がいます。現状と比較する必要はまったくありません。

叶えたい未来は、今の状況から変化することで達成します。ですから、変化が前提です。せっかくなので、未来はとことん大きなものを考えてみましょう。

未来を設定するとき、実は、**欲は大きいほうが未来は叶います**。欲が大きいと「未来を達成した自分」が力強くなり、「現在の自分」を引っ張ってくれる感覚になるからです。

もし欲深いことに嫌悪感があるのなら、こう考えてみたらいかがでしょうか。「欲は自分のためだけでなく、周りの人たちをすべて幸せにできるくらいの影響力がある」と。世界一周旅行をすることが夢であれば、家族や友人も連れて行くとか、世界を見たことがないたくさんの子供たちとともに旅行をする。お金持ちになるという願いであれば、生活に困っている人や事業を始めたい人に、気楽にお金を出せるくらいの資金力を持つ。まったく嫌な感じはありませんよね？　**世界に貢献**できるくらいの大きな欲。素敵ではないでしょうか。

次に大きなビジョンのイメージ。未来に対する理想的なイメージのことです。意欲的に行動するとき、モチベーションが必要です。モチベーションは、ドーパミンの分泌によって作り出されます。このドーパミンの分泌を促進してくれるのが、ビジョンなのです。

大きなビジョン。言い換えれば、周りを巻き込むくらいの大きな理想を掲げるということです。理想的な未来を想像するとワクワクし、心がトキメキ、叶えたい未来への行動がスムーズになります。大きなビジョンは2つでも3つでも、想像できるものはすべて想像しましょう。

私たちの脳は、**ルーチン化されたものをどんどん省略する傾向**があります。1つのビジョンを毎日想像しているとだんだんワクワクしなくなってきます。そうならないように複数用意しておくことをオススメします。

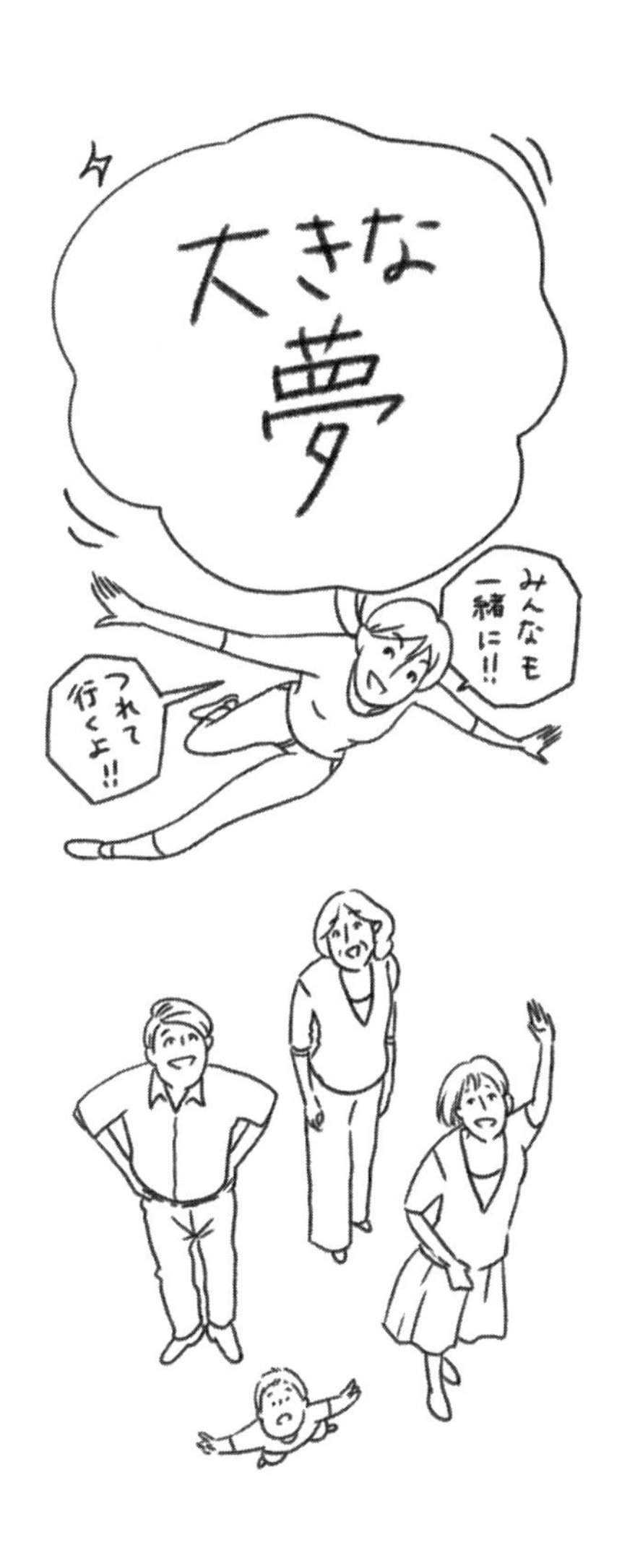

本能を満たすことが幸福感とは限らない

もう1つ、周りを巻き込む大きなビジョンの必要性についてお伝えします。アイオワ州立大学のダグラス・ジェンティル博士は、**他人の幸せを心の底から願うことで不安が減少し、幸福感が増加する**という研究結果を発表しています。つまり、他人を巻き込んだ大きなビジョンを願うと、幸福感は増して達成する可能性が高くなるのです。

ここで、**自分自身が幸福になる**ことを忘れてはいけません。よく、自分の感情を犠牲にしてまでも他人の幸せを願いましょうという考えがありますが、度を過ぎた行動は自分の首を締めることになります。

ある新興宗教に属している妄信的な人が、その団体の幹部から「お布施をたくさんすれば周りも幸せになれる」と言われ、家族の反対を押し切って家の財産をすべて寄付した話を耳にします。結果として一家離散になってしまうこともあるらしく、これは誰が見ても、不幸ではないでしょうか。

自分が幸せになり、その後にその幸せを拡大して周りも幸せにしていく。

相手を幸せにしている最中に、自分がどんどん不幸になってしまったのでは本末転

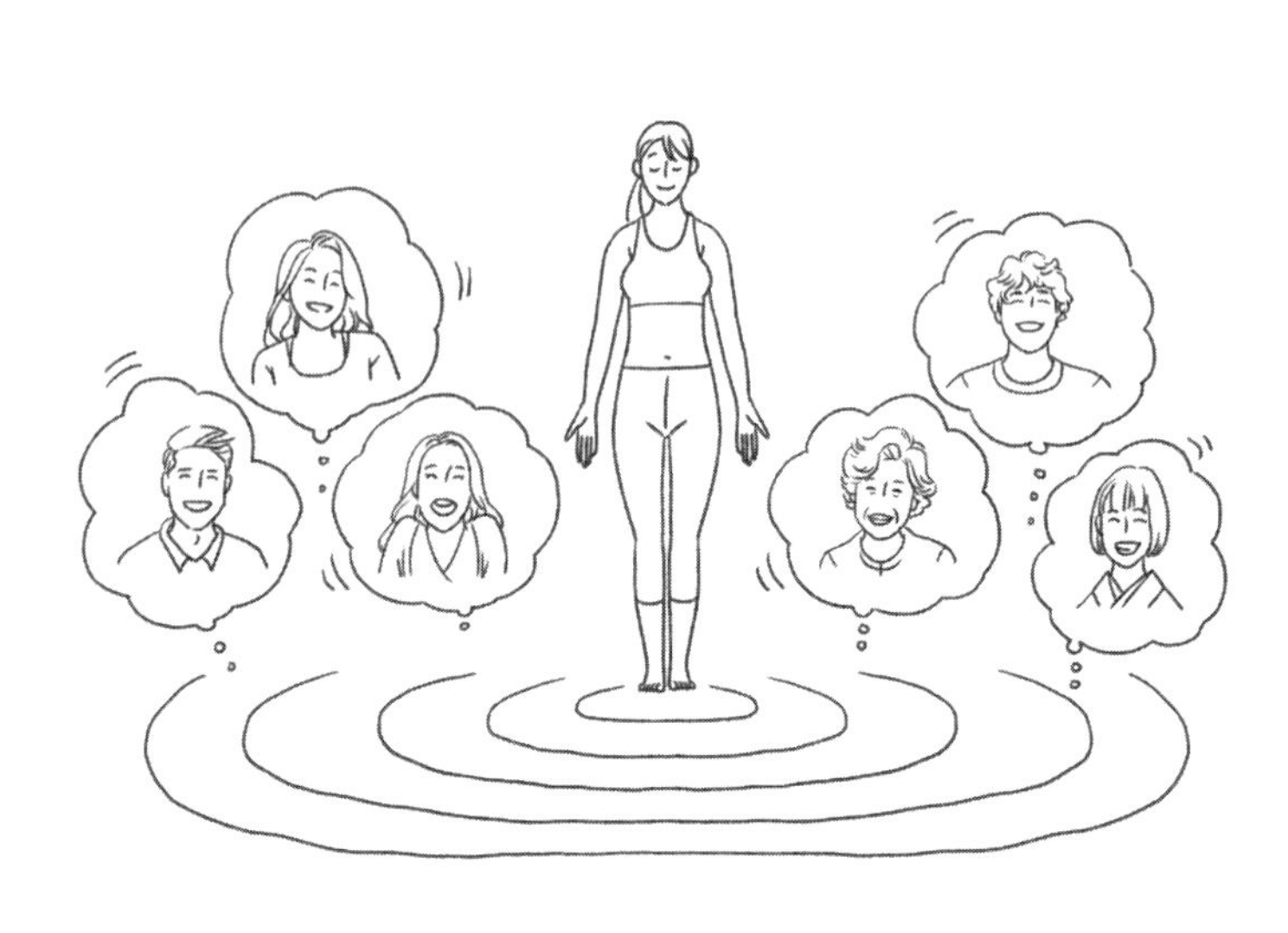

倒です。周りを巻き込む大きなビジョンは、必ず自分の幸せを大前提にして思い描くようにしましょう。ニコニコ笑顔のあなたを中心にした大きな喜びの輪が、波紋のように周りに広がっていくビジョンを思い描くとよいでしょう。

未来を口にすると否定される

現状と想像する未来のギャップがあるほど、未来の行く手を阻む障害が生まれやすくなります。どのような障害が生まれるのでしょうか。事前に知っておくことで、いざその場面が現れたときに冷静に対処できるようになります。

1つはこれまでお伝えしてきた「過去の教育者」です。叶えたい未来を想像すると、過去の教えが足かせとなります。仮に叶えたい未来を決めることができたとしても、材料をつかんで行動しようとするときの邪魔になります。この力に屈してしまうと、現状に変化を起こすことができず、ときには後退してしまうこともあるので、とても怖い存在です。

もう1つ、障害となるのは「周りの存在」です。あなたが叶えたい未来を口にすると、否定してくる存在が現れます。「そんな夢、叶うわけがないよ」「君には無理だからやめておきな」「そんなことをやったら周りから変な目で見られるよ」「そんなこと誰もやっていないじゃない」「失敗したらバカにされるよ」いろんな言葉で、あなたの足を引っ張ってきます。この存在は家族や友人など、**あなたとの関係性が近いほど現れやすい**です。

私たちの祖先が狩猟をしていた頃、「ホメオスタシス」という、群れを維持するための機能が備わったと言われています。あなたが周りと違うことをしようとすると、周りはこの機能がはたらいて、今の生活空間を維持するために行動を止めに入ります。「今のままでいてほしい」「変わらないでほしい」という思いが、あなたの新しい未来を妨げます。

相手は無意識なので悪気はありません。否定されたことに反発しても仕方がありません。**ある程度進むまで未来を口にしないことが一番の対策になります**。もしくは「ホメオスタシスの影響だな」と、軽く受け流しましょう。

叶えたい未来に近づくにつれて、周りはあなたのことを認め始めます。協力してくれる人も現れるでしょう。これは、**ホメオスタシスがあなたの叶えたい未来側に傾いてきた**という目安です。それまで周りに何も言わず、淡々と行動していきましょう。未来が近づいてくると周囲を巻き込んで変化していきます。その頃には反対する人もほとんどいないでしょう。

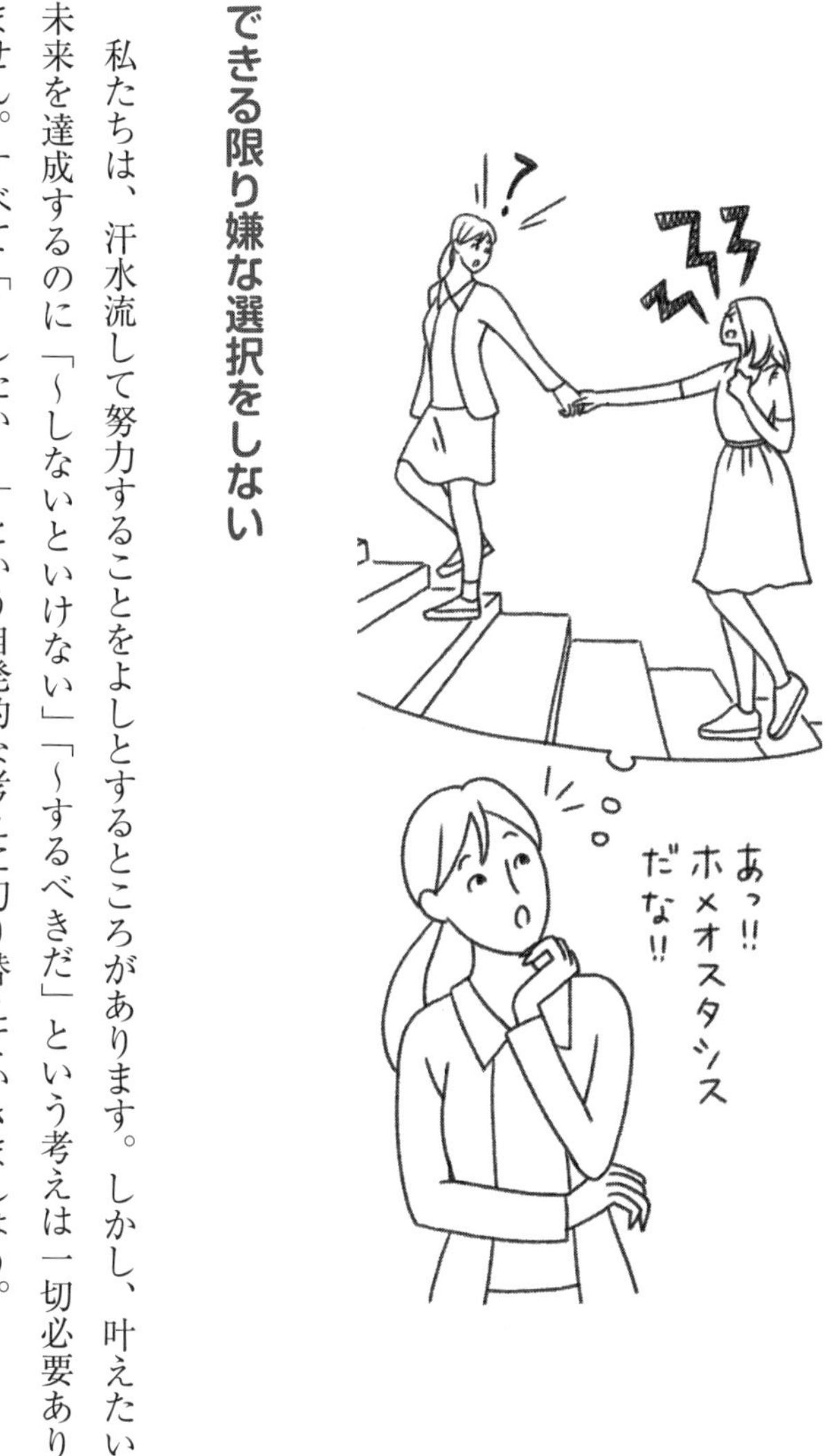

できる限り嫌な選択をしない

私たちは、汗水流して努力することをよしとするところがあります。しかし、叶えたい未来を達成するのに「～しないといけない」「～するべきだ」という考えは一切必要ありません。すべて「～したい！」という自発的な考えに切り替えていきましょう。

私たちが自発的に行動しているとき、脳に分泌される成分があります。それはドーパミンです。**脳にとってドーパミンの分泌はご褒美**なので、ご褒美を何度ももらいたい脳は、さらにドーパミンが出る行動をさせようとします。そして、私たちは「楽をして未来を叶えていけるモード」に入ります。努力が一切いらなくなるのです。

逆に「~しないといけない」「~するべきだ」という考えはストレスホルモンを分泌させます。未来へつながる行動が鈍くなっていき、やがて行動はストップ。叶えたい未来は達成されずに終わります。

私たちの行動は、このようにホルモンに影響されているのです。シンプルに「ドーパミンが出る未来を想像する」と意識すれば、叶えたい未来への道のりはそんなに険しくないものと思えてきます。次のような場面で脳の中にドーパミンが分泌されます。

・目標や目的を達成したとき

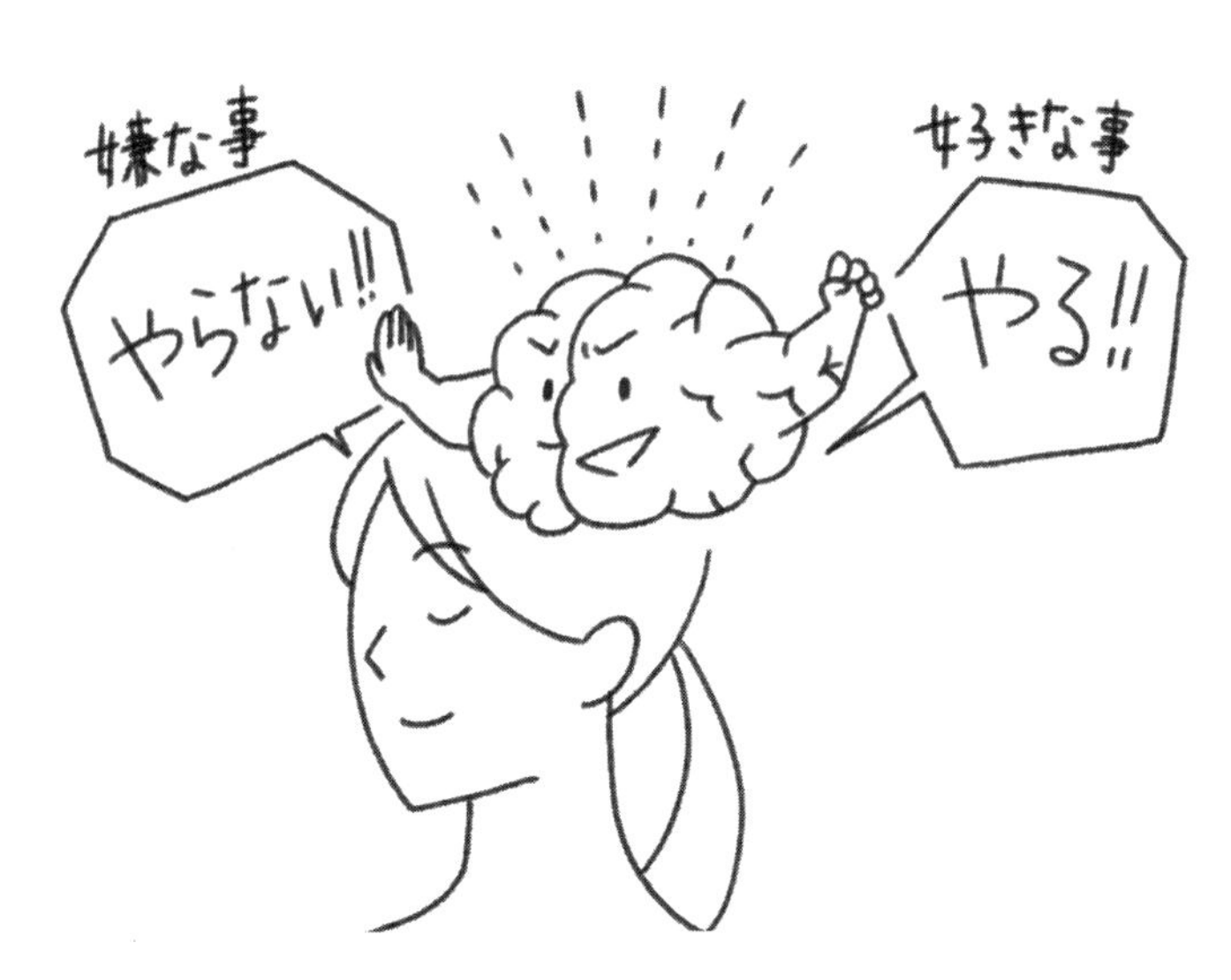

・美味しいものを食べているとき
・周りの人たちから尊敬されるとき
・褒められているとき
・好奇心が生まれているとき

好きなことは率先して行ない、嫌なことや苦手なことは極力しない。ただこれだけなのです。

「言葉」の影響は侮れない

仏教には「身・口・意の三業」という考え方があります。「身」は身体的な行い、「意」はものごとを感じたり考えたりする心、「口」は言葉を表わします。私たちの行動、はこの3つの要素で成り立っているという教えです。「意」にあたる感情が先に生じて、それに「身」にあたる行動が追従すると前述しましたが、「口」は何にあたるのでしょうか？「身」にも「意」にも入りそうですが、「口」は単独でかなり影響力があるのです。

口は災いのもと（不用意な発言が自分自身に災いを招く）、人の口に戸は立てられぬ（世間のうわさ話を止めることはできない）、口あれば京に上る（口があればなんでもできる）など、口に関することわざはたくさんあります。

そんな口ですが、もちろん叶えたい未来を達成するためにもこの影響力は侮れません。普段使っている言葉がそのまま、未来を作り出します。**口に出すと私たちの脳がそれを聞いていて、重要なことだと解釈することで行動を促す**のです。「未来は叶わない」と言えば叶いませんし、「未来は叶う」と言えば叶っていきます。普段どのような言葉を使っているか改めて意識してみましょう。

例えば、週末の金曜日。「明日は休みだ！　一週間大変だったな！」と口に出すか、「明日は休みだ！　未来に向けた活動ができる！」と口に出すか。叶えたい未来に早くたどり着くのは、後者だと思います。

当たり前のように感じたかもしれませんが、改めて2つの言葉を読み比べてみてください。何か気づくことがないでしょうか？　注目していただきたいのは、前者は**過去**のことを言葉にしていて、後者は未来のことを言葉にしている点です。同じ休みでも、どう捉えるかで結果が変わっていきます。**建設的な未来について口に出す**ことが大切なのです。

第1章のまとめ

・感情は行動の要因となる
・心の足かせとなる感情はすべて、過去に受けたしつけや教育によるもの
・直感やひらめきは、過去の経験から得られる
・「こうあるべきだ」と考えていることは、時代によって変化する
・情報や人を知ることから未来がやってくる
・未来を達成したい気持ちと、行動するエネルギーは比例する
・世界に貢献できるくらいの大きな欲を持つ
・自分が幸せになり、その後に、その幸せを拡大して周りも幸せにしていく

第2章

未来を想像すると邪魔をする「心の足かせ」の存在

その決断は本当にあなたのもの？

私たちは日常生活で、常に選択をしています。出かけるときの洋服、晩ごはんの食材、テレビ番組……。なぜその選択をしたのでしょうか？　拾い上げて考えてみると、これらは**今までの経験から作り出された判断基準によって、無意識に選択している**はずです。

私たちの未来は日々の選択の積み重ねでできているため、選択をする際の判断1つ1つがどれも重要です。できれば目標が最短で達成できる選択をしたいものです。

しかし、多くの場合は達成されるまでに右に行ったり左に行ったり、さまざまな寄り道が待っています。叶えたい未来が達成されるのであれば、その寄り道はよい経験だったと考えることもできますが、基本的に寄り道が多くなればなるほど、当初の目標は遠ざかります。

なぜなら、**寄り道をしてしまう原因はほとんど「心の足かせ」**だからです。多くの場合、やりたいことを他に発見したから寄り道をする、というよりも誰かに押し付けられた道を選択してしまうのです。

思い出してみてください。あなたが子供の頃に描いていた夢は何だったでしょうか？

まだピュアだった頃のあなたの夢です。

私が子供の頃、同級生に多かったのは、男の子は飛行機のパイロットとF1レーサー、女の子は歌手やモデルさんだったように思います。はたして現在、夢が叶っている人はどのくらいいるのでしょうか。私の知る限り、同級生では一人もおりません。

小学校低学年くらいまでは好きな夢を堂々と語ることが許されましたが、高学年、中学生と進むにつれ、一般人から外れたような夢を語る人間は、冷めた目で見られていたのではないでしょうか。

なぜ子供の頃に描いた夢を追い求め続けられる人と、続けられない人がいるのでしょうか？　**理由は生活環境**にあります。

私が生まれ育った田舎では、高校を卒業

う…
うぅぅ
笑えるw
大人になれ!!
何夢見てんの？
叶うわけないじゃん

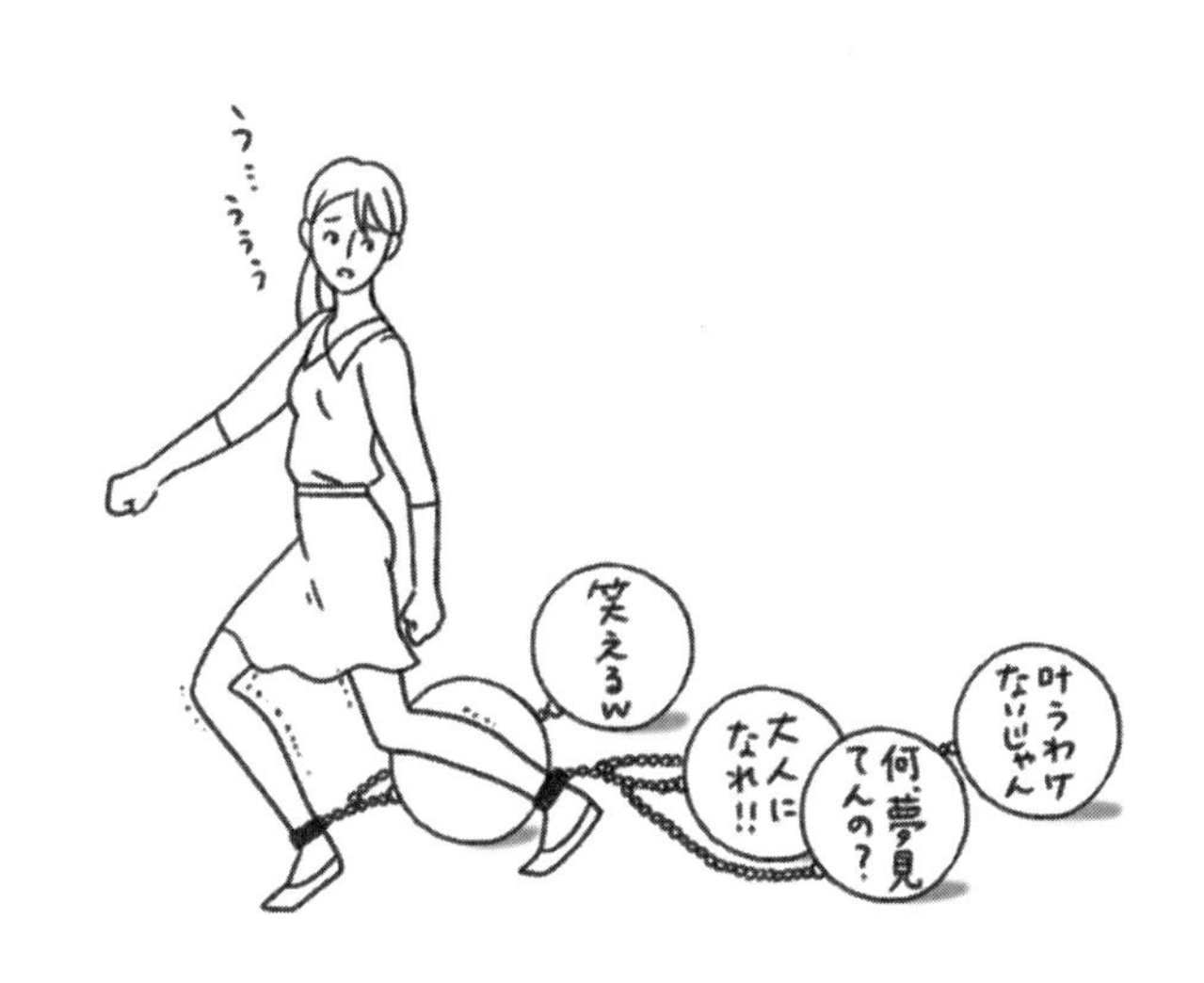

したら、地元の製造業へ就職するという流れが一般的でした。ですから、中学生にもなりF1レーサーになりたいなどと言っていたら、友達から冷めた目で見られます。親や教師からも現実を見るように教育されます。もし、地元出身のF1レーサーがいて、子供の頃からカートレースができる環境でもあれば、状況が変わってくるでしょう。地元の人たちからの手厚い応援もあるかもしれません。

このように、**子供の頃の夢をずっと追い求めていけるかどうかは、生まれた環境、親の考え方、周りの人たちの影響によること**が大いにあります。

そもそも子供が思い描く夢というのは、周りから何かしらの影響を受けます。親の勧め、友達から教えてもらったこと、マンガやTVで情報を得たことがきっかけになります。情報の入手先が親であった場合は、前向きに応援されるでしょう。親は臨場感を高く持っているので、子供は夢を叶えるまでの道のりを先導してもらい、よい環境を提供してもらえるでしょう。ここでいう臨場感とは、子供が夢を達成するまでの道のりをありありと想像できることです。

ここでわかりやすく例を挙げます。

計量カップで必要分のお米を量り、水でお米を研ぐ。2、3回研いだら炊飯器にセット。少し水に浸しておくと美味しく炊けるので、1時間ほど置いた後に炊き込みを開始する。

これは、ご飯を炊く基本的な手順です。ご飯を炊いたことのない人がこの手順を読んで、自力で同じことをしようとすると、予想外のところでつまづくかもしれません。お米を研ぐという言葉から、お米が砕けるまでじゃりじゃりやる人もいるかもしれません。毎日ご飯を炊く人なら、最適な力加減でお米を研ぐことができるし、美味しく炊くポイントをよく把握しているでしょう。米研ぎを、叶えたい夢を達成するまでの道のりに置き換えて考えてみると、いかに臨場感を高く持つことが叶えたい夢を達成する可能性を高めるかわかると思います。

天才卓球少女と言われた福原愛さん。すでに引退されましたが、幼少の頃からお母さんのスパルタ指導を受け練習に励む姿がＴＶで放映されていたのを思い出します。先に卓球をやっていたお兄さんに影響されて、３歳９カ月から卓球を始めます。このときから夢が始まり、最終的にオリンピック出場、世界ランキング最高４位と華々しい成績を収められました。どんどん夢が大きくなり、世界の大舞台で活躍されました。経歴を見る限り、ほぼ最短距離で夢を叶えられたのだと思います。

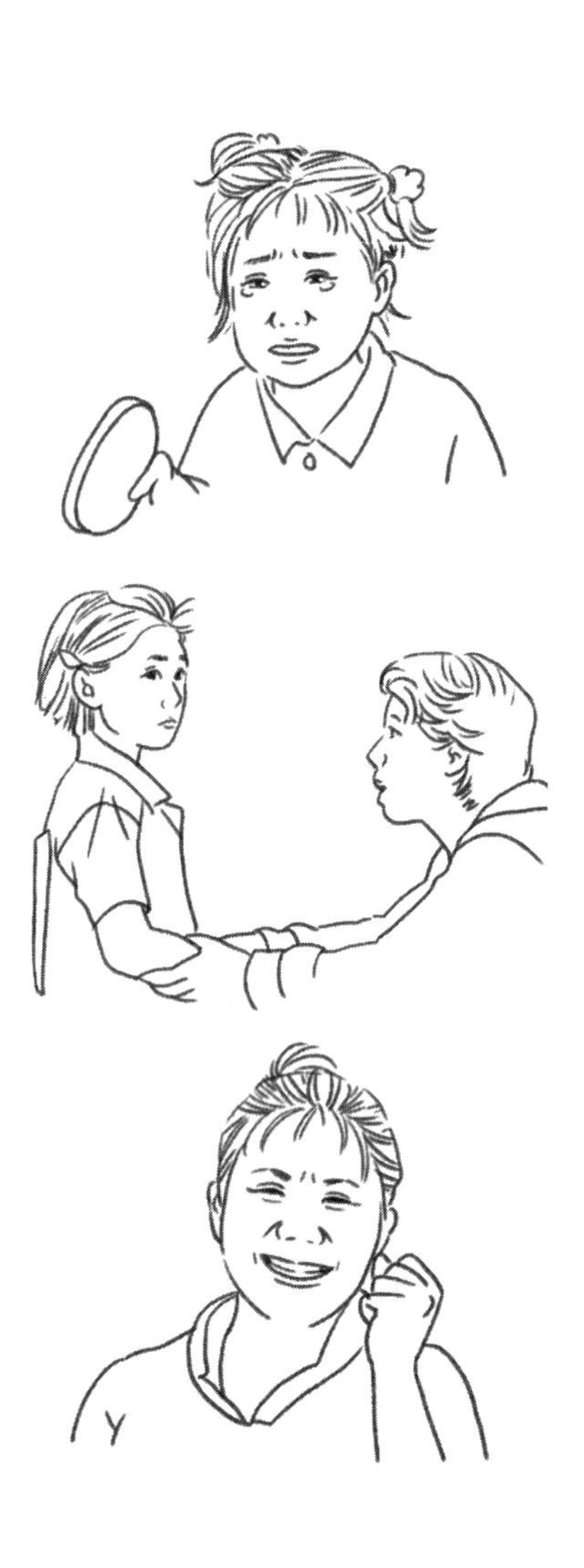

さて、夢につながる情報の入手先が親とはまったく別のところだったらどうでしょうか？　「卓球がしたい！」と親に話したとき、親が全然卓球をしたことがない、あるいはプロとして活躍できる道があることを知らなかったら、反対されるか、卓球教室に通わせるくらいにとどまるでしょう。自宅に卓球施設を作って、朝から晩まで練習できる環境を作ろうとは思わないはずです。

仮に卓球が上手になったとしても、受験勉強をせず卓球に明け暮れていたら、「そんな夢を叶えられる人はほんのひと握りに過ぎないのだから、しっかり勉強をしてよい仕事に就きなさい！」と親が子供に命令する場面が想定されます。

親は子供に失敗してほしくないがゆえに、自分の知らない世界は安易に賛成できません。それよりも自分がよく知る世界の中で、安定したものを勧めるでしょう。そして子供は学業に戻り、**無難なレールに沿って進んでいく**のです。

これが私たちの「心の足かせ」を作り上げる瞬間です。アドバイスをしている側も「心の足かせ」がある状態で大人になり、自由意志を奪われていて、その状態を「常識」として捉えてしまっているのです。よかれと思って子供にアドバイスしたことが、のちに子供が大きくなって「心の足かせ」として選択の意志を奪ってしまうなんて、思いもしないでしょう。

過去の記憶は今の自分が作り出している

心の足かせのせいで本来やりたかったことができないとはいっても、子供の頃に教育してくれた親や教師は大人になった今でも、あなたの進みたい道にストップをかけるでしょうか？　**実はストップをかけているのはあなた自身**なのです。

新しい道に進もうとしたときに、なぜかわからないけれど胸騒ぎがしたり、自己否定の感情が生まれます。これは子供の頃に受けたしつけや教育が影響していますが、そもそも**自分をストップさせる存在を自覚していないのです。**そして「なぜかわからないけれど」感情をコントロールできない状態になり、本来とりたい行動がとれないのです。

自分の進みたい道にストップをかけられた昔の記憶と、感情がセットでよみがえれば「あー、あのときの場面だな」と自覚でき、「だから今、前に進めなくなっているんだな」と理解できます。しかし多くの場合、記憶がよみがえってこないので、先に進むことに対して否定的な感情が生まれる原因が何かわからないのです。こうして「ま、いまのままでよいか」「今のほうがきっと幸せ」と自分に言い聞かせるようになり、新しいことに挑戦する意欲がだんだん湧かなくなるのです。

記憶を作り替えることで、新しい道に進むことができます。心の足かせは過去のものだと自覚することから始めましょう。できる限り過去にさかのぼり、心の足かせが作られた場面を思い出します。今の自分目線で当時の自分の状況を確認し、都合よく解釈を変えてもよいし、新しい知識を加えるのもよいでしょう。

過去の記憶は今の自分が作り出し、その記憶を採用しているから、この手順が可能になるのです。心の足かせは今必要ないものだと認識させることができます。

花子「前に私のプリンを勝手に食べたよね」

太郎「え？　あれは君が食べたのに、僕が食べたと勘違いをしていたんだよね」
花子「また自分に都合よく言ってる！」
花子は、太郎がとぼけたふりをしていると思っていますが、太郎は本気で花子が勘違いしていると思っています。このような状況はよくあることで、そのくらい私たちの記憶はあいまいです。

私のプリン食べたでしょ!! 前も私の勝手に食べたよね!!
あれは君が食べたのに、勘違いしてるよ
また都合の良い事言って!!
いやだから〜
もう…勘違いしてる!!

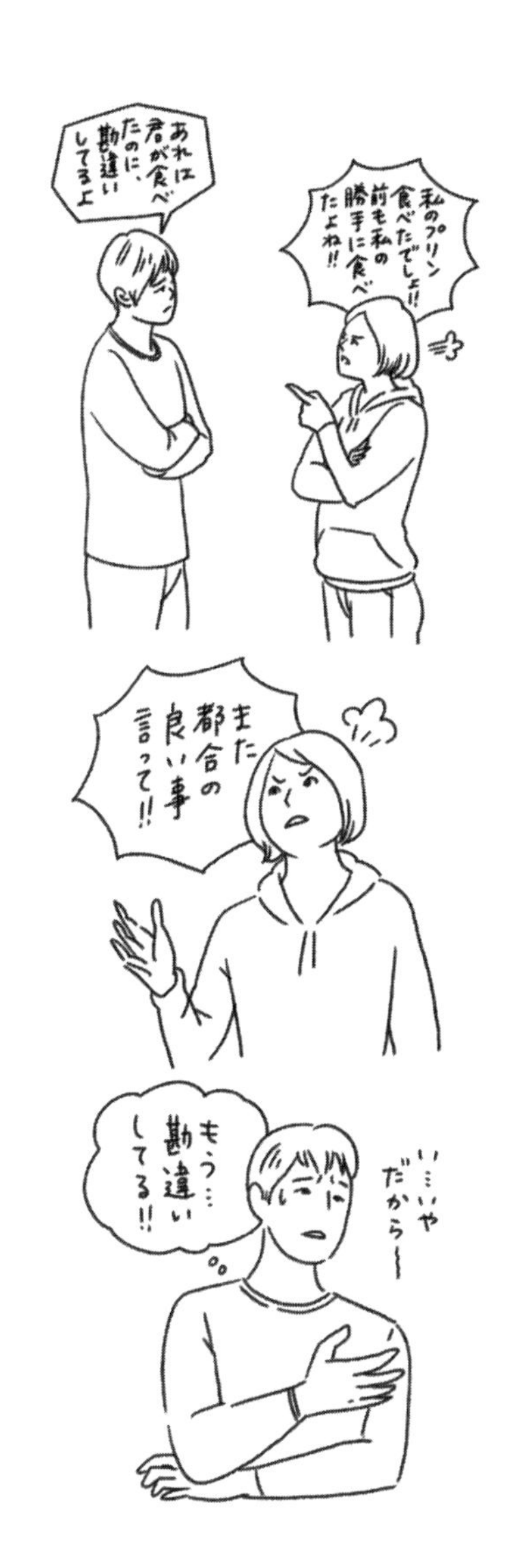

体の不調も「心の足かせ」が原因だった

心の足かせは、私たちの行動を制限するだけでなく、私たちの体にも悪影響を及ぼしています。「職場で上司とずっと一緒だと息が詰まる」という重苦しい雰囲気では、呼吸が浅くなり、言葉とおり息が詰まったようになります。他にも「預かっていた猫がようやく飼い主のところへ帰り、肩の荷が下りた」と言うと、責任感から体がこわばっていたことがわかります。

私たちの体は心と密接につながっていて、心が変化すれば体も変化するのです。心の状態がよくないときは、体に何かしらの不調が出ていると考えるのもよいでしょう。心の足かせがある人も同様です。私のクライアントは、次の症状の方が多い傾向にあります。

・呼吸が浅い
・体全体が緊張している
・下半身が冷えている
・背中に痛みがある
・片頭痛持ち

私のクライアントに、健康食品を卸売りする会社の社長がいます。口に入るものはすべて有機栽培された食品で、飲み水も純水にミネラルを添加して飲むほど、徹底的に健康にこだわっています。70歳を超えても健康診断では毎年どこにも異常がなく、私も健康生活を参考にさせてもらっています。

しかしこの社長、極度の片頭痛を持っており、出会いのきっかけも、氣幸施術を依頼されたことでした。病院の診断ではどこにも異常が見つからず、漢方薬に頼ってもいっこうによくならないということでご相談を受けました。

片頭痛は月に3、4回あり、吐き気やめまいがともなって、仕事ができなくなるくらい大変だとのことでした。片頭痛は3年ほど前から現われたようで、私はその頃に何か変化がなかったか詳しく話を聞きました。

すると、同じ頃に営業ができる社員を数名雇っていたことがわかりました。それまでは社長ご本人と、経理担当の娘さん、総務担当の奥様の3人でこじんまり経営をしておられ、社長自ら営業で全国を回っていたそうです。そのうち、ある商品がヒットして売上が伸びたため、新しく営業ができる社員を数名雇いました。そのうちの1人が優秀で、営業計画を立て、他の社員も連れて全国に営業をしに行くので、社長は以前と変わって、毎日社内で事務作業をしているとのことでした。

片頭痛の原因はこの状況ではないかと私は考えました。そこで、社長の本音を教えてもらったところ、「売上が順調に伸びている現在、新しく雇った社員に営業を任せておけば安泰であるのは確かなので、私は社内にいるほうが会社のためになる。しかし、全国を歩き回ってお客様と話をするのが私の生きがいである」とのことでした。さらに話を聞くうちに、「ある程度の規模の会社で社長は自ら営業をせず、部下を信頼してどんと構えているくらいでないと成功しない」と、若い頃に営業の先輩から教えてもらったことが、心の足かせになっているとわかりました。こうして、新しく雇った社員にアドバイスをしたくても、自分は社長だからと抑制する感情が生まれ、片頭痛として体に出たのです。そこで、

・社長が営業部長を兼務すること
・新たな商品を開拓し、テストマーケティングの位置づけで社長が営業をすること

私はこう提案し、社長と社員がうまくいくように氣幸施術を施しました。その後、「みんなが慕ってくれる」と喜んで話をしてくださり、今では社長は片頭痛になることなく、売上も毎年順調に伸びているようです。**頭の痛みをとる施術は一切せず、心の足かせがなくなったことで体の不調が消えました**。

このように、過去の記憶からできた心の足かせが私たちの心と体を蝕んでしまいます。体の不調に気づいたら、すぐに過去の記憶を自分に都合よく変えていきたいものです。

心の足かせは、呼吸法で改善する

それでは、どうやって過去にアクセスして記憶を作り替えるのでしょうか？　ここで、「呼吸法」を使います。

私たちは、普段当たり前のように呼吸をしていて、ほとんど意識することがありません。この呼吸を意識すると、驚くべき力が目覚めます。**私たちの心と体のパフォーマンスが劇的に上がるのです。**「意識した呼吸」で心と体のパフォーマンスが劇的にあがる理由は、脳のはたらきにあります。

脳は、筋肉、臓器、神経、ホルモン分泌、記憶、感情など、生命活動に必要なあらゆるものを支配しています。ですから、心と体のパフォーマンスは、脳が十分に機能することが大前提です。この脳機能のはたらきに必要不可欠なものが酸素です。脳は臓器の中で最も酸素の消費量が多く、その割合は全体の25％とも言われており、「意識した呼吸」によって積極的に脳へ酸素を供給したいのです。

さて、この「意識した呼吸」を使い、**普段意識している思考（＝顕在意識）から、普段意識できていない思考（＝潜在意識）に切り替えることで、心の足かせを消す**のです。

私たちの日常の行動や思考のほとんどは無意識、つまり潜在意識にあります。意識の割合は、顕在意識1割、潜在意識9割とも言われています。心の足かせは9割を占める潜在意識の中にあります。

ここで、私たちが普段意識できていること、例えば朝起きたときの行動を考えてみます。私は朝起きるとカーテンを開けて日の光を浴びた後、歯磨きをします。この行動を明日から、歯磨きをした後にカーテンを開けて日の光を浴びるように変えたとしても、すんなり実践できます。**意識できていることはそんなに難しくなく変えることができる**のです。しかし、心の足かせは意識できない、思い出せない記憶。ですから「意識した呼吸」で潜在意識に切り替えて心の足かせを意識することで、消していけるのです。

普段意識できていることが1割ならば、残り9割の潜在意識を制することができれば、人生を制することができると言っても過言ではありません。人生を思い通りに生きている人たちは、潜在意識を上手にコントロールしています。消せないように思えた「心の足かせ」も、潜在意識を使って消せることがなんとなくでもおわかりいただけたでしょうか。

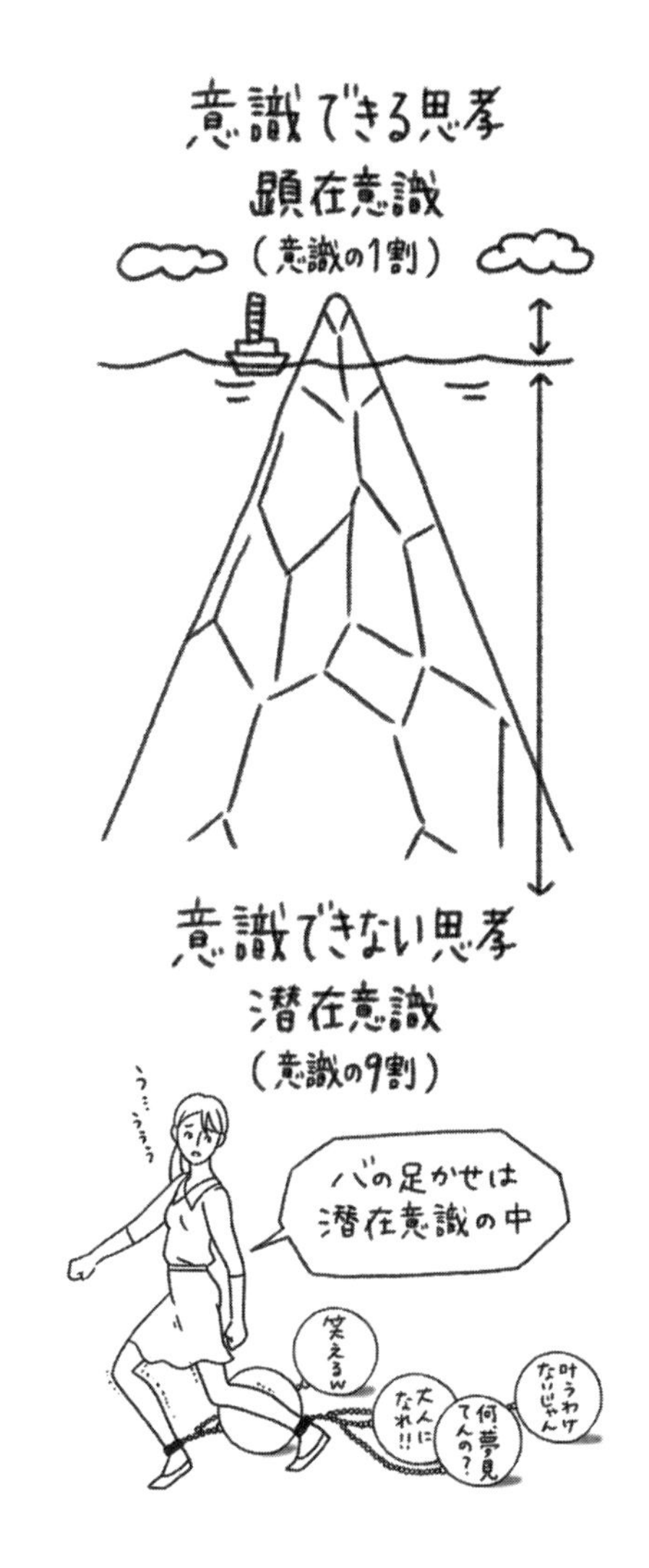

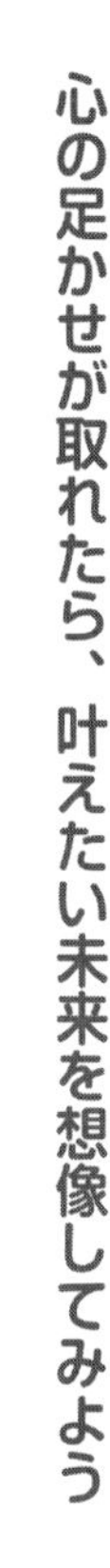

心の足かせが取れたら、叶えたい未来を想像してみよう

心の足かせが消えて邪魔する存在がなくなると、とことん叶えたい未来を想像することができます。自由に未来を考えられるようになりましょう。

ＴＶを観ていて「この女優さん素敵だな」と思ったら、自分が女優になった姿を想像してみます。女優になって憧れの俳優と共演したり、素敵なドレスを着てレッドカーペットを歩いたり、素敵な想像をしてみましょう。街を歩いていてカッコいいスポーツカーが走っているのを見たら、自分がスポーツカーを運転しているところを想像してみます。カッコいいスポーツカーを何台も所有し、隣に素敵な人が同乗しているところを想像してみるのもよいでしょう。

普段の生活で目にしたものを、自分の未来であるように考える訓練をしていると、どんどん叶えたい未来が想像できるようになっていきます。想像する未来は何個でも構いません。ちょっとでもよいなと思える内容があれば、どんどん広げていってみてください。

自由に想像できるようになってきたら、本当に叶えたい未来を想像します。これも思いつく限り想像してみましょう。環境、お金、体力など現状に縛られる必要はありません。本当に叶えたい未来が見えてきたら、いつでも変更することができますし、そもそも叶えたい未来が近づいてくると、明確に叶えたいことがわかるようになります。その時点で内容を更新するのが常です。**あまり難しく考えず、前向きな未来を想像できるようにしておきましょう**。

ここまでできたら、いよいよ叶えたい未来を潜在意識にインプットします。やり方は心の足かせを消したときと同様に、呼吸を使います。

目を閉じて、ゆったりとした姿勢で呼吸を意識していると、次第に潜在意識の領域に入っていきます。普段使っている思考が消えていき、シーンと静寂に包まれた世界が現れます。この状態が、潜在意識に入った目安です。場合によっては何かしら映像が視えたり、音が聞こえたり不思議な体験をすることもありますが、ひとまずそのような現象が落ち着くのを待ちます。

潜在意識に入ったら、叶えたい未来を達成している姿をありありと想像します。映像、音、匂い、味、感触など、できるだけ多くの五感を使って、叶えたい未来1つにつき3分程度想像してみましょう。潜在意識に叶えたい未来の情報が入った瞬間から、必要な情報や人と出会いやすくなり、出会いやチャンスに従って行動しているうちに達成されていきます。

叶いやすい未来は、想像すると心がトキメク

叶えたい未来をいくつも想像できるようになり、潜在意識に入って未来をインプットしたら、次は設定する未来の内容を考えていきましょう。潜在意識にインプットした未来には、達成しやすいものと達成しにくいものがあります。

その違いは何だと思いますか？　現状と叶えたい未来のギャップが大きいか、小さいか

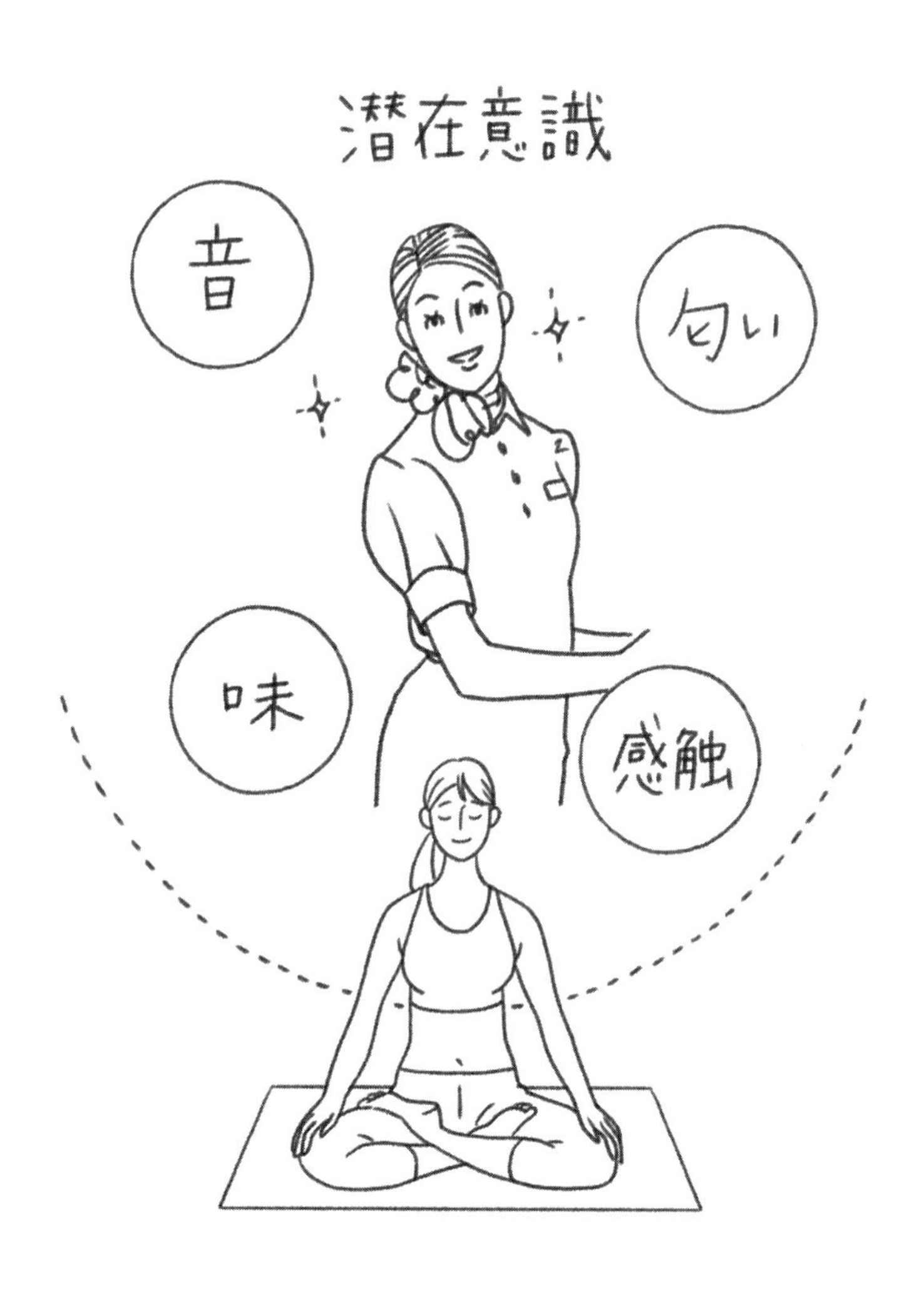
潜在意識
音
匂い
味
感触

による違いです。叶えたい未来が現状から近いものほど達成しやすく、現状から遠いものは達成しにくいように思います。

例えば、現在の年収が３００万円だとします。これを４００万円にアップさせるとしたら、あなたはどうしますか？　残業を増やすか、コツコツ努力をして出世の機会を待てば、達成できそうです。では、年収を１０００万円にアップさせるとしたらどうでしょうか？　残業だけでは達成できそうにありません。出世するにしても部長や社長、もしくは転職を考えなくてはならないかもしれません。

叶えたい未来を達成するというのは、現状とのギャップを埋めていく行動です。ですから、ギャップが小さいほうが叶えたい未来が達成しやすいのです。ただ、理想よりも低いところに目標を置いてギャップを小さくする必要はありません。大切なのは、現状とギャップがあっても達成できると自分を信じること、常に前向きな行動をとることです。

少なくとも過去に誰かが達成したものであれば、同じように必要な行動をすれば、高確率で達成できるはずです。しかし、現状と叶えたい未来のギャップが大きいほど行動を継続する力が必要になるし、時間経過とともに目標への情熱が薄れ、挫折してしまいます。

これを防ぐために3つの方法をご紹介します。

１つめは、**ドーパミンを効率よく分泌させる**。

叶えたい未来の臨場感を高く持ち、心がときめく状態にするのです。同じ時間でも、なかなか過ぎてくれないときと、逆にあっという間に過ぎてしまうときがあるでしょう。例えば、洗濯物を干す作業。なかなか手間がかかり、干し終えるまでの時間が長く感じます。しかし、この作業の後に観たいドラマが待っていたら、いつもよりテキパキ作業できると思います。他にも、いつもはダラダラと周りに流されてやっている残業。7時にデートの約束をしていたら、きっと朝からテキパキ仕事を片付けてデートに間に合わせると思います。

このように、**先に楽しみなイベントがあり、想像するだけでドキドキする状態でいる書体**、そこまでの過程に苦痛を感じることなくテキパキ進んでいけるのです。これこそがドーパミンを上手に発生させ、叶えたい未来を達成していく感覚です。

ただ、毎日心がトキメクわけではありません。「体重を10キロ落としてスリムになりたい！」という願いがあったとき、実現した自分を想像すると「キレイになったね！」「うらやましい！」などと言われる場面が思い浮かび、心がトキメキます。しかし、スリムになるまでには、食事制限や筋トレなど地道な行動が必要であって、決して心がトキメクものではありません。

そこで、臨場感を高めるために、できるだけたくさん未来の情報を集めておくことが大切です。このとき、すでに叶えたい未来を達成している人と関わるのが一番手っ取り早いのですが、なかなかそういった機会に恵まれないと思いますので、書籍やYouTubeの動画などで情報を集めておくとよいでしょう。

2つめは、**ご褒美作戦**。

詳しいやり方は第3章でお伝えしますが、ギャップが大きいほどご褒美作戦が活きてきます。人間は**遠い未来の大きなご褒美よりも、目の前の小さいご褒美の方に価値を感じる**生き物です。ですから叶えたい未来を達成する過程でいくつか小さなご褒美を用意しておきましょう。ここまでできたら洋服を買う、1カ月継続できたら外食をするなど、ご褒美の内容は自分の好みで構いません。

3つめは、**行動を習慣化**することです。

食後に歯磨きをするように、やることが当たり前のようにできるようにしておくことが大切です。習慣化される期間は個人差があり、習慣化される内容によっても大きく違ってきますが、すべてにおいて言えるのは、できることから小さく始めると楽に習慣化されます。最初から「習慣化させるぞ！」と意気込まないことです。

未来設定に成功すると、見えてくる世界に変化がおきる

潜在意識の中に叶えたい未来を設定した瞬間から、その未来に必要な情報が目に入りやすくなります。インターネットの情報、ふと立ち寄った書店で立ち読みした雑誌、さまざまなところで情報を目にするようになってきます。**あなたの脳は、未来を叶えることを重要だと認識するようになった**のです。

情報だけでなく人との出会いも見えてきます。新しい人との出会いが、あなたの現状を変え、あなたを新しい世界へ移行させてくれることはよくあるものです。

高校、大学進学について考えるようになった頃を思い出してみてください。あなたの周りに必要な情報が集まり始めると同時に、先生や、すでに進学している先輩の話を聞き、学校説明会で実際に進学先を訪れたことで現状を変えていったことでしょう。こうして臨場感を高め、最終的に進学先を決定したと思います。このときの感覚は非常に大切なので、ぜひ覚えておいてほしいのです。

叶えたい未来を達成するための現状とのギャップを埋めていく作業は、**情報を蓄積して臨場感を高めていく作業**とも言い換えられます。

1　叶えたい未来側の情報を蓄積すること
2　叶えたい未来側の情報を掴んで行動していくこと
　この2点についてご理解いただけたでしょうか。

未来設定を行うと自分が発する気が変化する

　私たちは、主に言葉を使ってコミュニケーションをとりますが、言葉で相手に伝わるのは7％ほどしかありません。残りの93％は非言語、つまり口調や表情、ボディーランゲージです。私はそこに、体が発する気も含まれるのではないかと考えています。

　普段の生活を考えてみると、一緒にいて心が穏やかになる人もいれば、逆に緊張して体が固まってしまう人もいます。これは体が発する気が関係しており、その正体は潜在意識であると考えられます。私がこのように考えるようになったのは、氣幸施術によってクライアントの日常が劇的に変化するのを何度も目にしたからです。

「いじめにあって学校に行きたがらない娘をなんとかしてほしい」と依頼があり、氣幸施術によっていじめの恐怖を消し、同級生とコミュニケーションをとる喜びが高まるようにしました。すると間もなく「娘へのいじめがなくなり、親友と呼べる友達ができた」と依

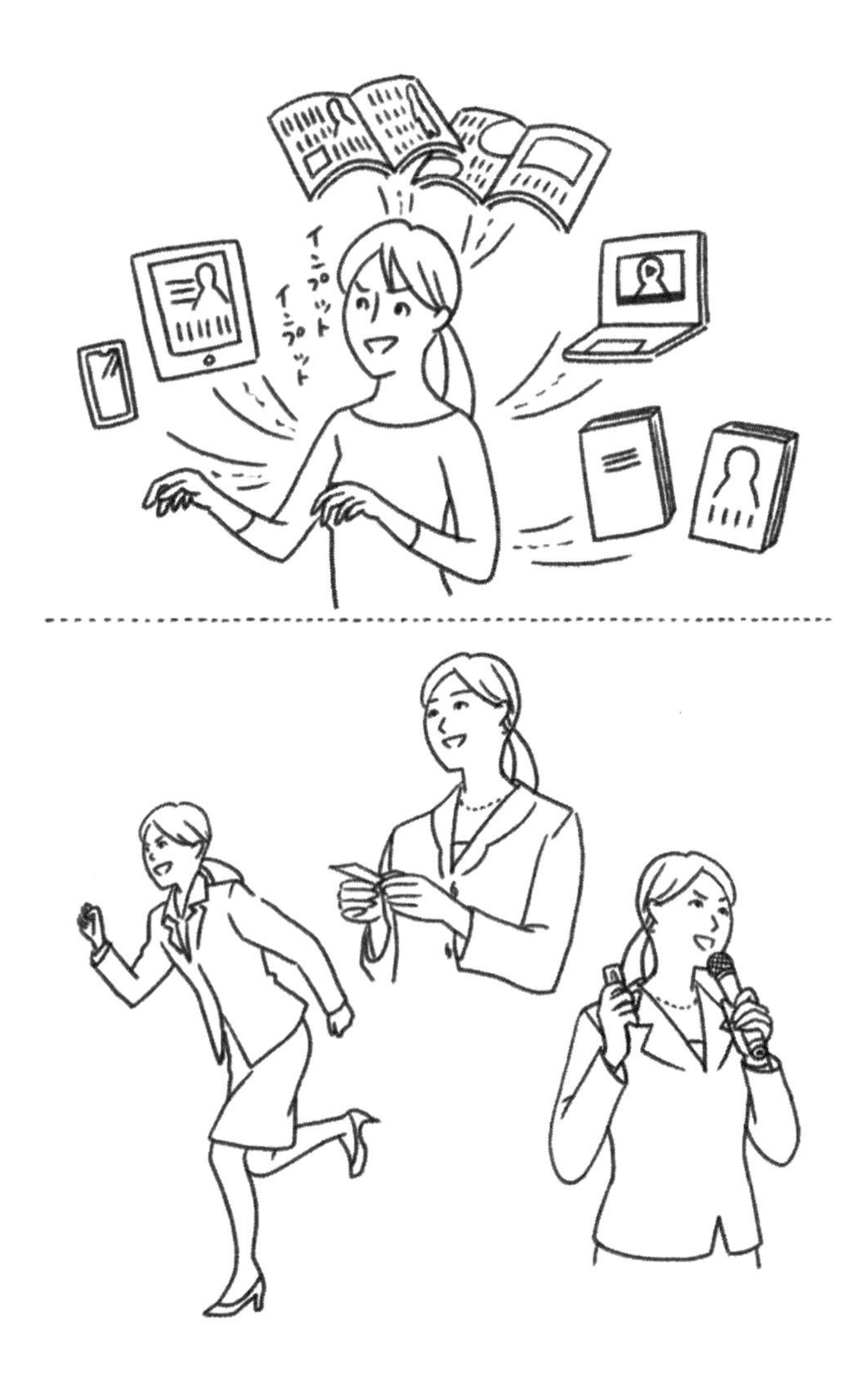
インプット
インプット

頼主から喜びの声をいただきました。

他にも営業不振のクライアントから施術を依頼され、営業への不安を消してお客様から信頼を得やすくする施術をしました。その結果、営業成績が上がり、上司からも褒められるようになったと喜ばれました。施術の基本的な方向性は、負の情動記憶を消し、前向きな感情を作り出すことです。潜在的に抱える負の意識を消し、身体が発する気が変化したことで、望む結果が得られたのです。

潜在意識の中に叶えたい未来をインプットすると、周りは、あなたの潜在意識にインプットされた未来を無意識で感じとり態度が変化してきます。現状と、潜在意識へ設定した叶えたい未来にギャップが大きいほど現状の居心地は悪くなり、ときには人間関係もギクシャクしてきます。あなたの発する気と合わなくなるのです。

この状況とは反対に、叶えたい未来にいる人との関係性は強まっていき、自分自身も新しいコミュニティでの居心地がどんどんよくなっていきます。自分の発する気が、叶えたい未来の人や環境と同調するからです。こうして叶えたい未来側の臨場感が高くなり、現状の変化が加速していくのです。叶えたい未来側へ進んでいる証拠でもありますので、この変化を恐れる必要はありません。楽しく叶えたい未来へ進んでいってほしいのです。

繰り返しになりますが、現状と叶えたい未来とのギャップが大きいほど、現状の居心地が悪くなっていきます。その状態を解消するためにも、私たちの行動の9割を支配している潜在意識、その中にある負の感情を消して気を変化させることで、行動を加速させたいのです。

外側より、内側を満たすと結果が早い

現状に変化が起きてくると、家族や友人、知人などから必ずと言ってよいほど抵抗が起きるでしょう。あなたを現状に留まらせようとする、ホメオスタシスの力がはたらくからです。「今のままのほうがいいよ」「失敗すると後戻りできないよ」「普通に考えて、そんなの無理だよ」いろんな言葉であなたが叶えたい未来へ進むことを阻止してきます。

そうなったとき、私たちは周りとの関係性を保とうとして、**自分の考えに蓋をするクセ**があります。相手によく思われたい、嫌われたくないからと自分の外側に合わせていくのでは、いつまでたっても夢は叶いません。自分の気持ちに正直になり、内側を満たしていきましょう。

あなたの叶えたい未来が達成した場面を想像してみてください。あなたは大きな喜びに満ちあふれていませんか？　止めようとしてきた家族や友人たちも、あなたを祝福してく

れていませんか？　内側が満たされることを優先すれば、あなただけでなく周りの人たちも影響されていきます。なぜなら、**現状のホメオスタシスが叶えたい未来側に書き換わっていく**からです。

女性は、夫や恋人、メンター的な存在といった男性の意見を聞かないといけないと考える人が多いように感じます。一方で、男性は縦の意識が強い人が多いと思いますので、長年お世話になっている先輩の意見に従おうとする傾向があります。

もし、このような存在があなたの叶えたい未来を反対したらどうしますか？　ひとまず従いますか？　怒られないように機嫌取りをしますか？

周りから抵抗があったときには「自分は叶えたい未来へ進めているんだな」と思うくらいで丁度よいのです。外側からの抵抗に負けず、内側を満たすことを最優先にしていくと、どんどん現状のホメオスタシスが書き換わり、周りとの関係性も変化していきます。叶えたい未来に無関係の人は離れ、関係する人が集まってくる、今まで反対していた人があなたを応援するというふうに変化していきます。生活環境も変化していきます。その結果、ホメオスタシスも達成したい未来側に移行するのです。

一生懸命外側を満たそうと努力して心を疲弊させるよりも、自分の内側にそのまま従ったほうが楽ですし、いつも心が満たされて健康的です。慣れないうちは「こんなに楽に生きてよいのだろうか?」と努力することを探そうとしてしまうほどです。自分の内側に従った生き方に慣れてくると、いつも心と体に余分な力が入っていない、自然の状態でいられるようになります。

?
そんなの無理だよ
後悔するよ
ホメオスタシスの書き換わり
ありがとう!!
大丈夫よ!!
あなたならできる!!
応援するよ!!

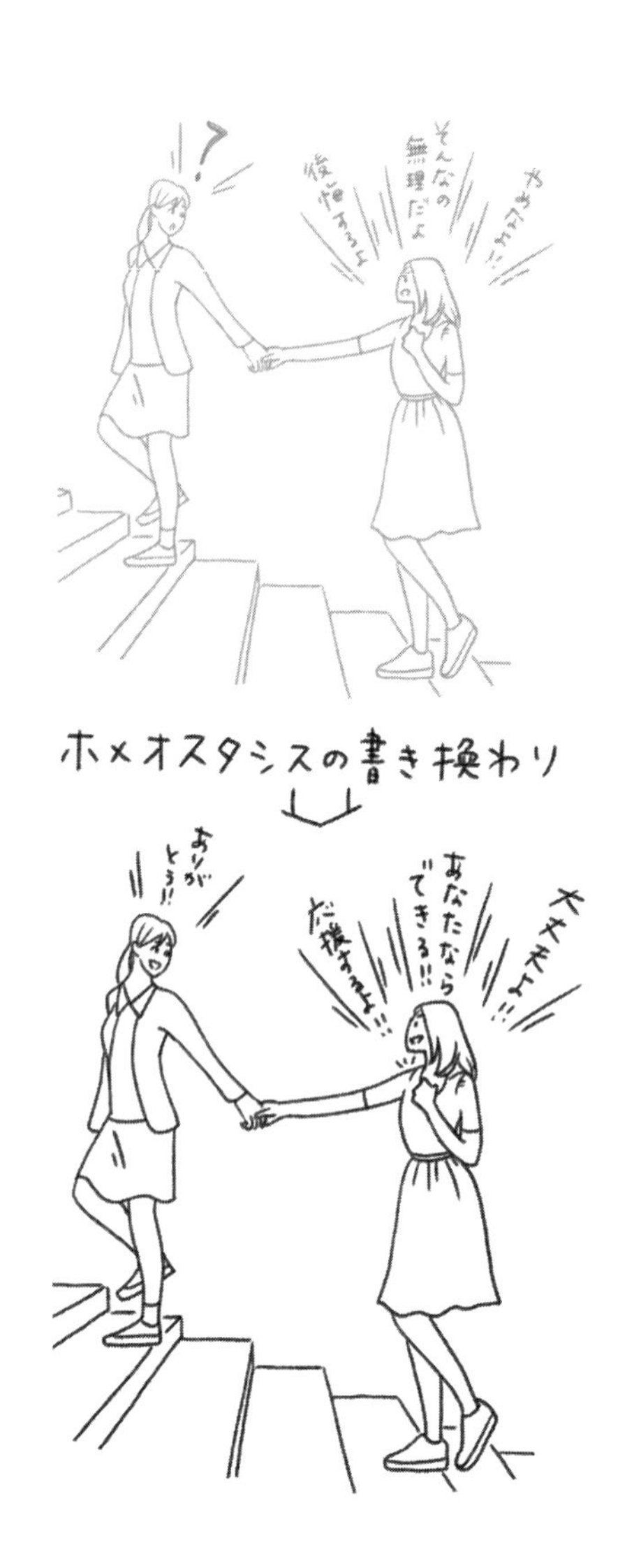

第2章のまとめ

・「心の足かせ」は、子供の頃に純粋な夢を奪ってきた親や教師など大人の存在
・過去の記憶は今の自分が作り出し、その記憶を採用している
・呼吸を意識すると、心と体のパフォーマンスが劇的に上がる
・意識できていることは変えられる
・潜在意識を制すれば、人生を制する
・未来を達成する過程で、いくつかご褒美を用意しておくと効果的
・叶えたい未来を達成するための行動は、習慣化する
・ギャップを埋めていく作業は、情報を蓄積して叶えたい未来の臨場感を高めていく作業
・外側からの抵抗に負けず、自分の心を満たす行動を最優先にしよう

第3章

叶えたい未来を達成するために必要な設計図

感情だけでは、実現したい未来が見えてこない

第2章では、心の足かせを消し、潜在意識へインプットすることで達成したい未来にグンと近づくということをお伝えしました。さて、「心から」叶えたい未来の達成を切望するのでしたら、もっと完ぺきに進めていきたいと思いませんか？　第3章では、さらに確実な方法を紹介します。

時間経過とともに、叶えたい未来側へ進むための行動力は失われていきます。なにか始めるとき、「達成するぞ！」という強い感情が必要です。しかし、現状と叶えたい未来のギャップが大きくなればなるほど時間がかかるので、その強い感情は薄れていきやすく、単調な行動を繰り返すのに飽きたり、別のことに目移りしてしまうかもしれません。最初の頃は達成した自分を想像してワクワクしながら行動でき、すべてが新鮮で楽しいものです。これが3カ月、半年経つと、何のための行動かわからなくなってくるでしょう。もちろん途中には、行動を加速するような嬉しい出来事があります。それでも、時間の経過とともに叶えたい未来は本当に叶えたいものだったのかと、疑心が湧くかもしれません。新しい刺激がなくなると、脳のドーパミン分泌量が減ってしまい、叶えたい未来を達成す

るための行動がしづらくなっていくのです。そのような状況にならないために、目標をしっかりと書き記した「設計図」というものを作り、より完ぺきに進めていきましょう。

ご褒美の活用こそが成功の秘訣

これから行う設計は、「ご褒美をもらうタイミングを設計する」と考えていただくとよいでしょう。叶えたい未来までの道のりを何分割かして、それぞれ達成ごとに自分へのご褒美を用意します。

私たちは遠い未来にある報酬よりも、すぐに返ってくる報酬に魅力を感じる性質を持っているため、**要所にご褒美を用意することで行動力が持続するのです。**「ここまで達成したらご褒美だ！」と楽しみながら設計していけます。

設計図というとなんだか小難しい印象を受けるかもしれませんが、堅苦しく考えず設計してほしいと思います。これまで、設計図を作成した私のクライアントを見てきたところ、楽しいと感じている方が多いようです。

叶えたい未来を達成するための「設計図」を用意しよう

【設計図が必要な理由】

叶えたい未来を達成するためには行動するべきだとはいっても。、ただガムシャラに行動してはエネルギーを浪費するだけです。

目的地は決めたはよいがそこまでのルートを知らなければ、無駄に時間とガソリンを消費します。地図が絶対に必要です。叶えたい未来も、そこまでのルートを書き記した設計図がないと、どのように進んで行けばよいかわかりません。ですから、**最初に叶えたい未来を達成するまでの設計図を用意する**のです。

初めのうちは、あなたが叶えたい未来を1つに絞って設計図を作りましょう。要領がつかめてきたらいくつも設計して構いませんが、ここでは「1つ作成して慣れたら2つめに取りかかろう」という気持ちで進めてください。

【設計図の更新】

設計図は、定期的に更新していくことが大切です。なぜなら、**今思い描いている叶えた**

い未来は、行動していくうちにどんどん変化していくものだからです。変化に合わせ、どんどん新しくしていきましょう。時代の変化にともなって、当初想定していなかったテクノロジーを扱うこともあります。私の経験ですと、今までブログをメインに情報発信していましたが、YouTubeが生まれたことでブログよりも発信できる情報量が格段に増えたため、現在、YouTubeでの発信を主軸にしています。このように「**情報発信**」**という手段**は変化していないものの、時代によって発信する媒体が変化することがあります。そのたびに設計図を更新して最適な形に修正していくことが必要です。

【設計図の種類と使うタイミング】

設計図は3種類あります。

1 全体設計図
2 実行計画
3 振り返りシート

「全体設計図」は、現在から未来が達成されるまでの道のりを示した全体図です。この設計図は、実行計画を作るタイミングや、現在地がわからなくなったタイミングで使用します。大きな視点で道のりを確認できるので非常に便利です。

「実行計画」は、基本的に直近3カ月の行動を示すためにあります。私のところへ相談しに来られる方を見ていると、何かしら行動はしているけれど達成するのに必要ではない、もしくは結果に直結しない寄り道が非常に多いと感じます。これは、叶えたい未来を達成するための全体像が見えていないためです。あらかじめ実行計画を用意して、叶えたい未来の達成に真っすぐ進んで行けるようにしたいのです。

「振り返りシート」は、実行計画どおりに達成できたかどうか振り返るのに使います。このシートは実行計画と同様、3カ月に1度作成するものです。これまでの3カ月を振り返ることで、現在までの変化の状況を確認できたり、改善すべき点を見つけたりできて大変便利です。

「PDCAサイクル」をご存知でしょうか?「Plan(計画)→Do(実行)→Check(評価)→Action(改善)」という、管理業務を円滑に進める手法です。全体設計図、実行計画、振り返りシートの3つの設計図は、このPDCAサイクルをベースにしています。計画したものを実行し、実行結果を確認する。そして改善された計画を再度実行してくことで精度が高められていきます。とてもシンプルで、とても効果的です。PDCAが生まれてからだいぶ年月が経っていますが、私が提唱する叶えたい未来を達成するための設計図と、PDCAのシンプルな考え方は非常に相性がよいので、ぜひ実践してみてください。

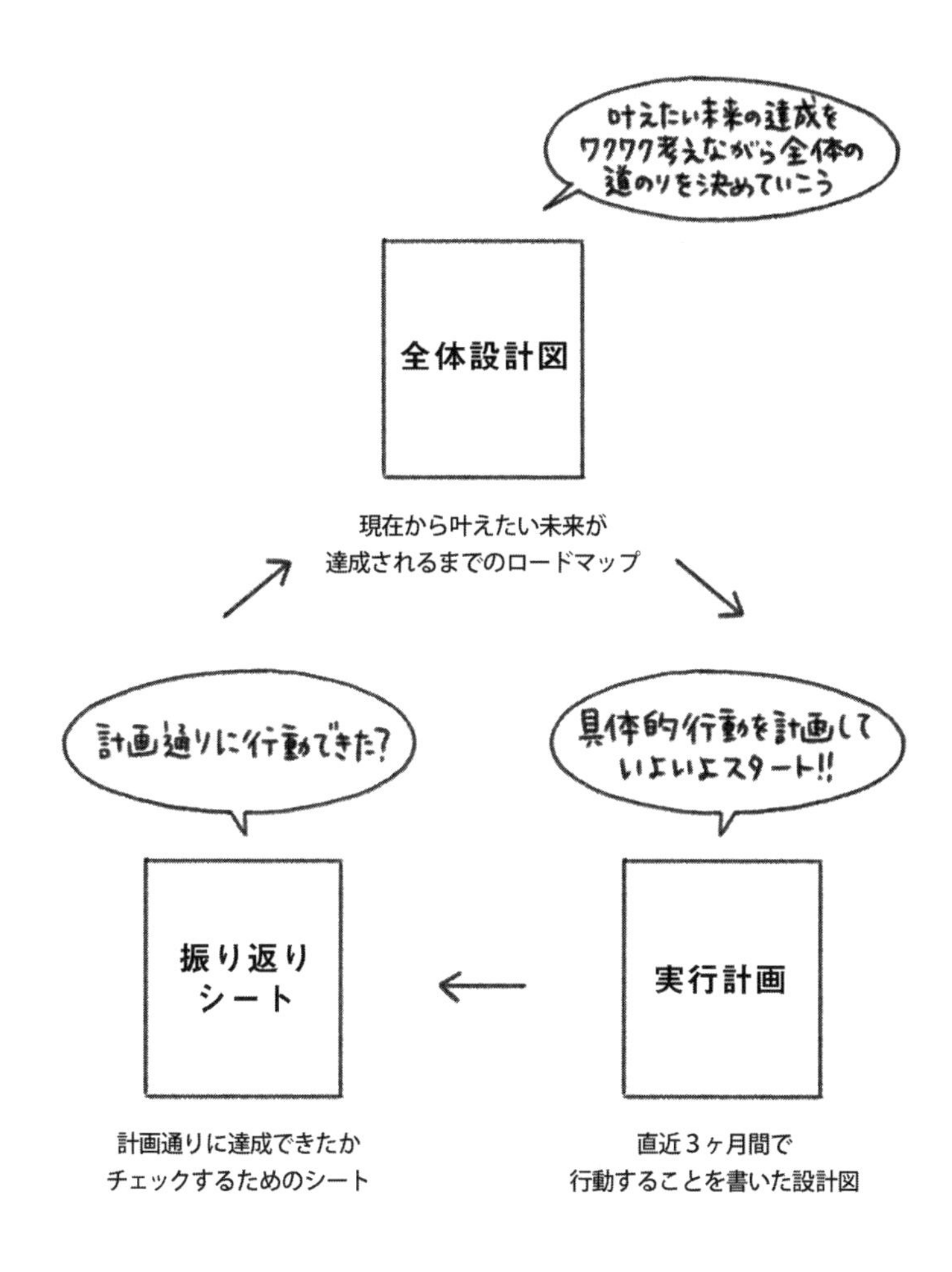
叶えたい未来の達成を
ワクワク考えながら全体の
道のりを決めていこう
全体設計図
現在から叶えたい未来が
達成されるまでのロードマップ
具体的行動を計画して
いよいよスタート!!
実行計画
直近3ヶ月間で
行動することを書いた設計図
計画通りに行動できた?
振り返り
シート
計画通りに達成できたか
チェックするためのシート

設計図を作る前の準備作業

いきなり「計画をするぞ！」と意気込んでみても、何を計画したらよいかわからないでしょう。現状と叶えたい未来のギャップが大きいほど、この傾向にあります。そこで準備として、事前調査を行います。すでに叶えたい未来に到達している人たちの動向を探り、どのようなルートで叶えたい未来を達成すればよいのか調査します。

最も設計図を描きやすいのは、叶えたい未来側の人が周囲にいて、彼らにヒアリングできる状況です。未来を叶えるために何をしたらよいのかを聞いて、定期的に交流しながら状況を報告してアドバイスをもらうのです。ただ、このようなチャンスに恵まれる人は少ないですから、**叶えたい未来側で生きている人が書いた書籍や、インタビューを受けている雑誌、YouTubeなどを使って情報を拾い上げていくこと**をオススメしているのです。

事前調査で、調査すべき項目は2点あります。

1　調査対象が現在どのような状況なのか拾い上げます。

年齢、性別、家族構成、年収、好きな本や雑誌、ＴＶ番組、普段何か特徴的なものがあればそれも拾い上げてみましょう。要するに、臨場感を少しでも高められる要素を得るのです。

2　過去にさかのぼり、成功するためにしてきた行動を拾い上げます。

最短ルートの成功経験だけでなく寄り道や挫折経験、叶えたい夢を決めてから何年くらいかかっているのか調査できるとよいでしょう。

この2項目について、最低でも5人くらい見つけて調査をしていきましょう。参考にする人が多ければ行動の選択肢も増えますから、あなたにピッタリな行動を見つけやすくなります。ここで拾い上げた情報を次の設計段階ですべて使うかというと、使わないもののほうが多くなるでしょう。それでも、この段階で未来側の人の状況を詳しく知ることは、大変重要なことです。早い段階で、少しでも詳しい情報を得られると、現在と叶えたい未来側のギャップを格段に埋められるのです。叶えたい未来を叶えることは、ギャップを100％埋める作業です。

事前調査は、「気の同調」ができることもメリットです。叶えたい未来側で活躍している人たちのことを調べれば調べるほど気が同調され、臨場感が増します。スポーツや音楽をやってきた人はわかるかと思いますが、**試合や演奏会で自分よりはるかにレベルの高い人の姿をじっくり見ていると、自分もそのレベルに達したかのような感覚になります。**実際、その感覚のまま普段の練習をしてみると、いつもより上手になっていることに気づきます。叶えたい未来側の人と気を同調させると、ホメオスタシスが叶えたい未来側に少し書き換わる現象が起こるのです。同調させるコツは、映画を観て主人公になりきるような感覚を持つことです。未来側で活躍する人になりきってみましょう。

事前準備作業はとても楽しい作業です。今まで以上に叶えたい未来を実感できるでしょう。ぜひ臨場感を十分に感じながら、心をワクワクさせて事前準備に取り組んでみましょう。また、この楽しい感覚を覚えておくことで、行動していく段階に入ったときに「叶えたい未来を達成させたい！」という気持ちが強くなり、行動が加速します。

大から小の順番で設計図を作成する

事前調査が終わったら、次はいよいよ設計図の作成です。私が約15年間システム開発に携わる中で培ってきた、**効率よく、高い精度で設計するためのセオリー**をお伝えします。

設計図は、全体設計図 ↓ 実行計画 ↓ 振り返りシートの順番、**大きな部分から小さな部分の順番で**、設計したものを実行し結果を検証します。この順番が、叶えたい未来の道のりを考えるのに効率的です。

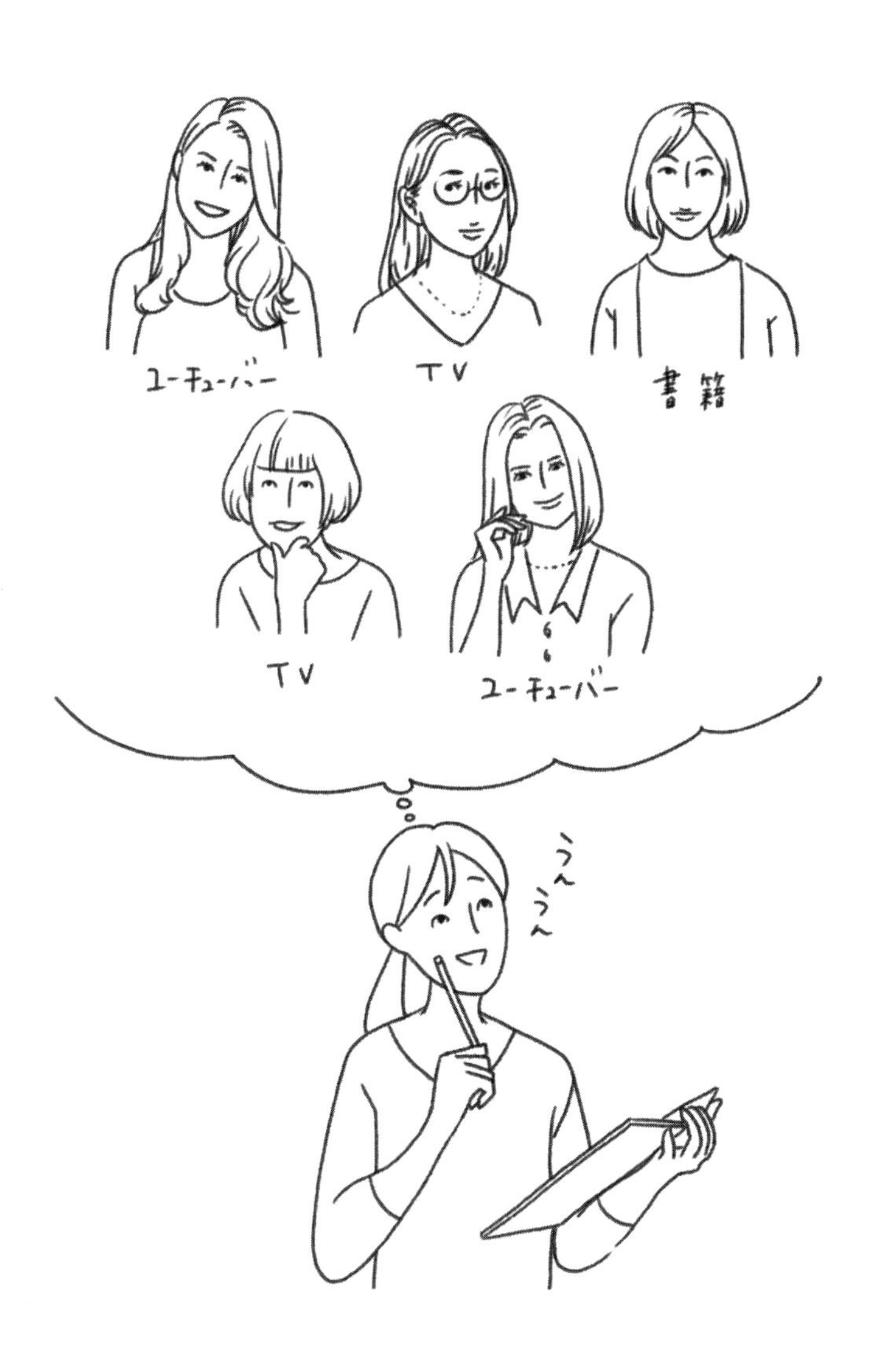
ユーチューバー
TV
書籍
TV
ユーチューバー
うんうん

その理由をカレーの例で説明します。カレーライスを完成させることが叶えたい未来だとして、そのカレーライスの大きな部分は、カレールーと具材とライスです。小さな部分はクミン、コリアンダー、ターメリックといった香辛料です。最初から小さな部分である香辛料を見る場合、どんな味のカレールーにするか決定する前に香辛料を選ぼうとすると、数多くある香辛料の中でどう選べばよいかわかりません。香辛料が決まったとしても、いざカレールーを作ったときに予想外の味になってしまい、再び香辛料を考え直す可能性もあります。

精度を高めるということについて、もうひとつ例を挙げると

［材料］じゃがいも・ニンジン・玉葱・トマト・牛肉・鮭・キャベツ・牛乳・生クリーム

［調味料］塩・砂糖・しょうゆ・みりん・クミン、コリアンダー、マヨネーズ・ソース

これらの食材が揃っているとき、あなたなら何を作りますか？　全部使ってもよいですし、一部だけ使ってもよいです。選択肢が多いということは、それだけ考えなければならないことも多く、精度が落ちてしまう危険があるのです。一見、選択肢があるというのはよさそうですが、実際のところは迷いや矛盾につながりやすいので避けたい思考です。

考える順番は大→小。覚えておきましょう。

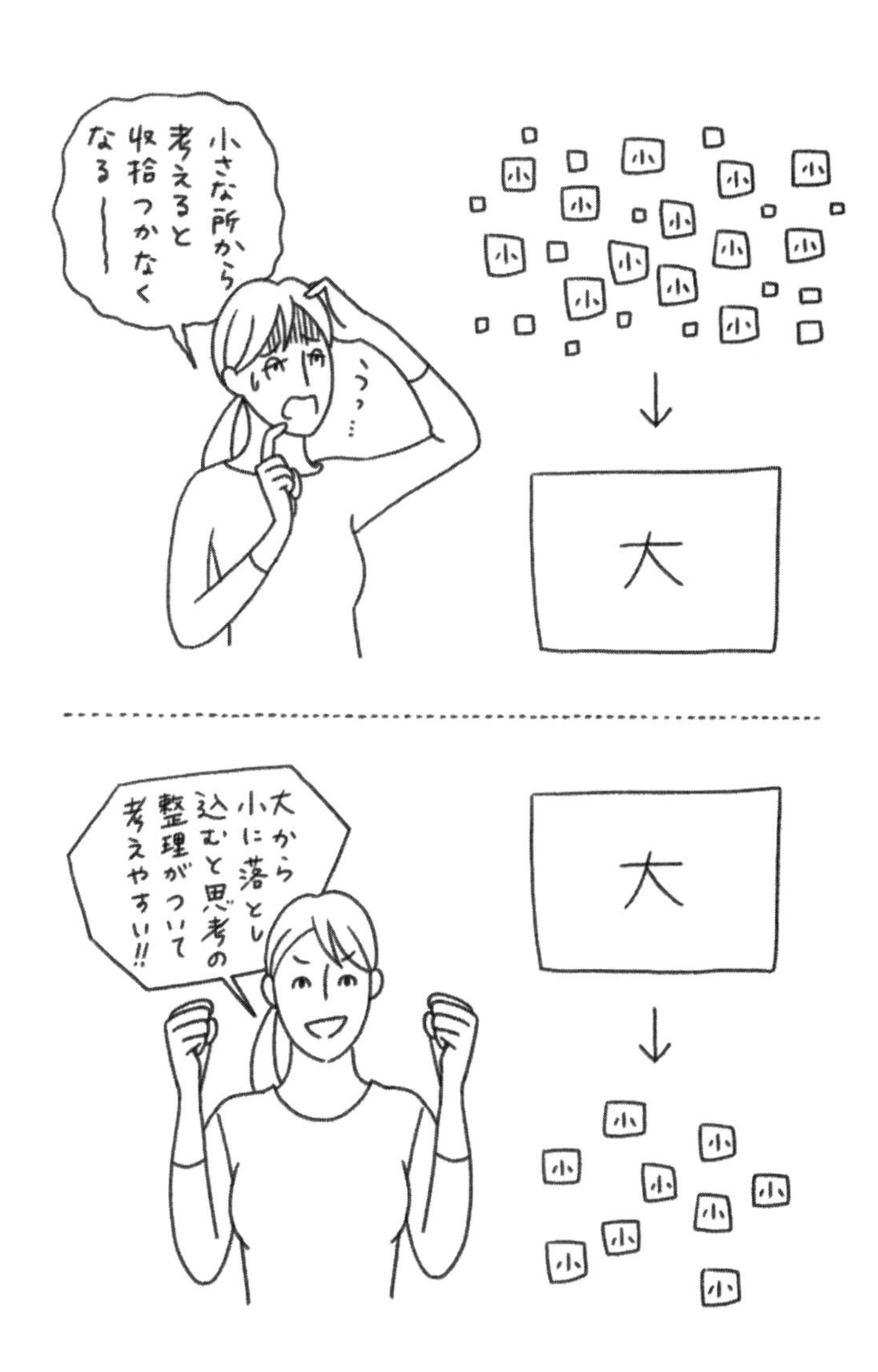
小さな所から考えると収拾つかなくなる――
うっ…
大
小
大から小に落とし込むと思考の整理がついて考えやすい!!

全体設計図を作成する

それではいよいよ全体設計図を作成していきます。（P．89のサンプルを一緒にご覧ください）全体設計図は、叶えたい未来を達成するための道のりを書いたマップの役割を果たします。道に迷ったとき、このマップを見ればいつでも現在地を確認できるので、心強い存在です。まずは、プチ達成目標を設定すること。「叶えたい未来に向けた行動」という大きなくくりを細分化してみると、ポイントとなる達成がいくつかあり、それに向けた行動を繰り返しているはずです。**このポイントとなる達成を「プチ達成」**といい、事前準備で拾い上げた情報から「あなたが叶えたいこと」を選んでいきましょう。参考にした人が過去に何をやってきたのか見てみると設定しやすいです。

例えば、「会社を辞めてネイルサロンを経営する」という夢があり、参考にしたいネイルサロンの店長が2人いたとします。店長Aさんは有名ネイルサロンで5年修行をしてから、自宅で開業しました。店長Bさんはスクールに3カ月通った後に、空き店舗を借りてネイルサロンを開業しました。今回の選択肢は、現場で修業するか、スクールに通うかのどちらかになります。あなたならどちらをプチ達成目標にするでしょうか？

選択していく際に2つの大事な視点があります。

1　あなたが叶えたいことを設定しましょう。

知名度を上げたい、スクールでは学べないようなテクニックを習得したい、現場で見て学ぶほうが自分に向いているならネイルサロンで修業するほうを選ぶとよいでしょう。基本をしっかり学んだ後に開業をするほうが合っているなら、スクールに通う選択がよいでしょう。あなたがどのように学んでネイルサロンを開業し、開業した後にどのような状態になっているのか、状況を想像して叶えたいほうを選択します。

2　プチ達成目標を、必ず検証できる内容にしましょう。

行動した後に、プチ達成目標がどれだけ達成できているか「振り返りシート」を使って定期的に確認します。このときに、達成度合いを明確に確認できなければいけません。明確に確認できないと、今どのくらい未来に近づいているか認識できないからです。例として、以下のようなプチ達成目標ならＯＫです。

・毎月の売上を120％増やす
・10キロ減量して、20代のあのときの肉体を取り戻す
・写真展で入賞する
・支社を全国5社に増やす

・年に4回海外旅行をする

逆に、このようなプチ達成目標はNGです。

・毎月ちょっとずつでもよいから売上を伸ばす
・友達からうらやましがられる肉体になる
・写真をたくさんの人から評価される
・同業他社から尊敬される会社になる
・行きたいときに海外旅行へ行く

これらの違いがわかりますか？　OK例は客観的に達成具合を確認できますが、NG例は客観的に確認できません。NGに挙げた「友達からうらやましがられる肉体になる」は友達がうらやましがるという部分が、個人差がありすぎて客観的に判断しにくいのです。「写真をたくさんの人から評価される」に関しても、やはり評価基準があいまいです。OKに挙げた「○○写真展で入賞する」であれば、具体的に賞を得られたかどうかで判断できるので、客観的に達成具合を確認できます。

「あなたが叶えたい内容」「必ず検証できる内容」の2点をふまえて、事前準備でまとめた内容から、達成したいものを拾い上げられるだけ拾い上げてみましょう。拾い上げる中で、あなたの判断で具体性がない内容を具体的に書き換えるのもよいでしょう。1個や2

個など少ない場合は、次に作成する実行計画の内容がややこしくなります。叶えたい未来の内容にもよりますが、最低でも5つはあったほうがよいでしょう。

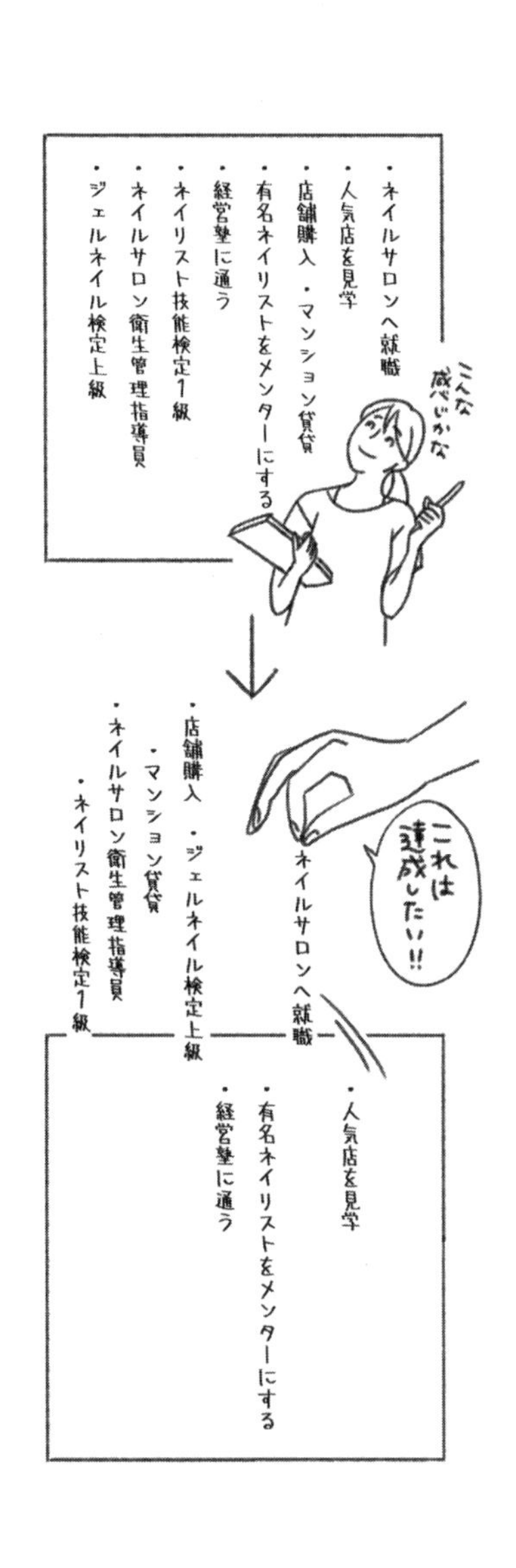

拾い上げが終わったら、どの順番でプチ達成目標をクリアしていくか決めます。このとき、叶えたい未来から現在に向かって決めます。なぜなら、叶えたい未来側に近いほどプ

チ達成目標が見えやすいからです。

また、叶えたい未来から現状を確認する「クセ」をつけることで、必要な行動が見えやすくなっていくからです。

この作業では、拾い上げたプチ達成目標をすべて使う必要はありません。順番を決めていく中で、必要なければ参考にとどめ、プチ達成目標どうしの関係性で矛盾が出てきたら書き換えましょう。このようにして、最終的に整合がとれるように調整しましょう。

それが終わったら、**叶えたい未来側から現在を見てみましょう。**叶えたい未来側から現在を見て「このような行動をしてきたから今があるのだな」という感情を作り出してほしいのです。

より叶えたい未来側の臨場感が高まり、日々の行動がしやすくなります。

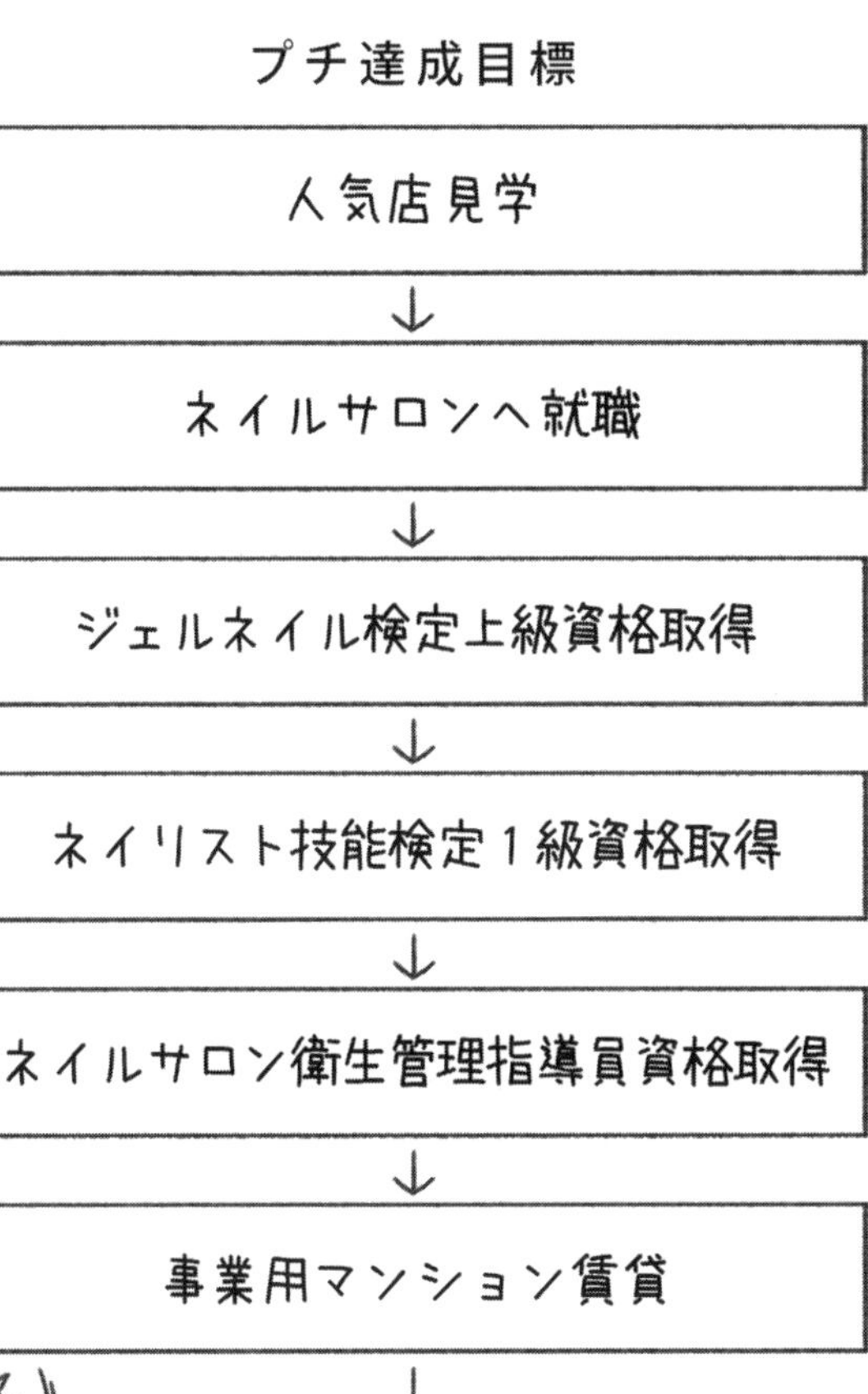
プチ達成目標
人気店見学
ネイルサロンへ就職
ジェルネイル検定上級資格取得
ネイリスト技能検定1級資格取得
ネイルサロン衛生管理指導員資格取得
事業用マンション賃貸

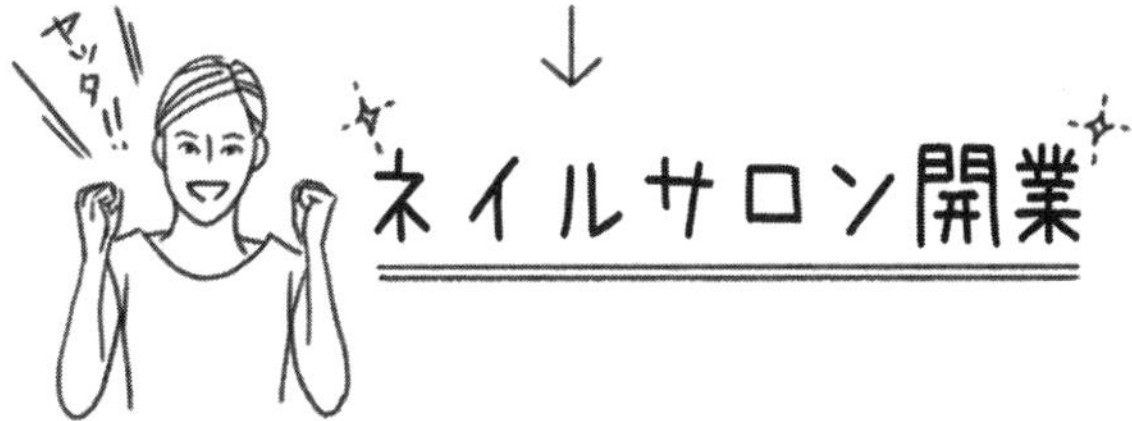
ヤッタ!!
ネイルサロン開業

実行計画を作成する

全体設計図が完成したら、次に作るのは実行計画です。（P．95のサンプルを一緒にご覧ください）実行計画は、全体設計図で書いたプチ達成目標にむけた、具体的な行動内容を書いていくものです。日々どのような行動をするか明確にしていきます。

まず1つめにくるプチ達成目標をみて、それをクリアするための行動をすべて書き出します。最初のプチ達成目標をクリアしたら、次のプチ達成目標をクリアするための行動を書き、2つめをクリアしたら3つめ……というように進めていきます。複数のプチ達成目標を同時に達成していく場合もありますが、そのときは複数の目標に向けた行動を書いていきましょう。

ここでルールとして、1つのプチ達成目標につき1枚の実行計画を書いていきましょう。実行しているうちに臨場感が高まってきて、プチ達成目標の内容が変わる可能性があるため、すべてのプチ達成目標を1つにまとめてはいけません。実際に次の行動へ移す段階がきたときに、その実行計画を作成します。

さて、最初のプチ達成目標をクリアするために、どのような内容を書けばよいでしょうか？　それは、**あなたがしたいと思う行動であること**、もう1つは、**行動すれば必ず達成できる内容にすること**。

日々行動するわけですから、あなたがやりたいことでなければ続きません。また、行動はあまり他人の動向に左右されないものにしましょう。自分が行動すれば必ず達成できるものが好ましいです。この2つのポイントを頭に入れて、事前準備の内容を参考に書いていきます。

先ほどのネイルサロン店を開業するにあたり、全体設計図に書いた最初のプチ達成目標が「250万円の開業資金を貯める」という内容だったとします。そして、参考として事前準備で調査したA店長、B店長の経緯について見ると、ネイルサロンのA店長は、開業資金のうち100万円を自力で、残りを両親から借りました。一方、ネイルサロンのB店長は全額、当時勤めていた会社の給料で貯めました。

あなたなら、どちらを参考にして開業資金を貯めますか？　ネイルサロンのA店長は両親から借りていますので、両親が貸してくれなければ目標達成できません。しかし、ネイルサロンのB店長は自分の努力で貯めているので、自分が行動すれば目標が達成できます。もちろん、行動しているうちに資金提供してくれる人が現れれば、その都度変更します。実行計画に書く内容は、あくまで**今の自分が達成できる内容**にしておきましょう。

実行計画の内容は直近3カ月分なので、今の会社の給料から1カ月に貯められる資金が5万円だった場合は、3カ月×5万円＝15万円貯めることが実行計画になります。3カ月後に行動を振り返ったときに、15万円が貯まっていれば成功、貯まっていなければ行動を見直して実行計画を改善します。

もしコンクールで入賞する、試験に合格するなど、3カ月単位の具体的な成果として見えづらいプチ達成目標だった場合、客観的にテキストの何ページまで暗記するとか、難易度の高いテクニックを習得するなど、具体的な成果で判断できるようにしましょう。

このように、プチ達成に必要な行動を書き入れていく際の注意点が1つあります。初めて実行計画を書くときは、**とことんハードルを下げて確実に達成できる内容にしてください。**叶えたい未来を達成したい気持ちが高まっているため、ハードルの高い行動目標を設定してしまいがちです。しかし、まずは逸る気持ちをぐっとこらえて簡単な目標達成を重ね、徐々にハードルを上げていきましょう。達成できない経験を繰り返してしまうと挫折してしまいます。逆に、簡単なことでも達成を繰り返していくと、喜びや自信につながります。

実行計画やプチ達成目標を達成したら、自分にご褒美を与えます。叶えたい未来の行動をした自分に対して定期的に報酬を与え、叶えたい未来へのモチベーションを保つのです。報酬の内容は、あなたが魅力を感じるものでしたら何でも構いません。大好きなケーキを食べるとか、日帰り温泉に行くとか、洋服を買うとか、「この3カ月間、頑張って行動して目標を達成すればご褒美が待っている」と思える内容を設定しましょう。

私のクライアントで、ご褒美を上手に使っているOLのAさんがいます。彼女と出会ったのは今から3年前です。出会ったときから現在までの間に、8回プチ達成目標をクリアしています。

出会った頃の彼女は、「自宅でできるFXトレードでお金を貯めたいけれど、FXトレードを勉強する時間がない」というように、行動しようとするたびに今の生活に目が向き、叶えたい未来へ動けませんでした。叶えたい未来は明確で、そこにつながる行動計画もしっかり立てられているのですが、いざ実行しようとすると、小学生のお子さんを持つ主婦でもある彼女はどうしても家庭のことが気になってしまうのでした。

そこで「プチ達成のご褒美に、家族のことは気にせず好きなだけデザートを食べてよい日を作りましょう」と提案しました。Aさんは無類の甘党で、毎日家事が終わった後にデザートを食べるのを日課にしていました。Aさんには「痩せてスリムになる」という願いもありましたので、この際、日々のデザートをやめて3カ月に1度の報酬にしたら効果的なのではないかと思ったのです。

この「デザート報酬作戦」が成功し、今までがウソのように行動できるようになりました。それと同時に、やらなくていいこともやっていたことに気づきました。家族にお願いできる家事は任せたり、定期的に開催されていた女子会を見送ったりして、時間を確保できるようになりました。特に女子会はAさん自身苦手だったようで、きっぱり断ったことでスッキリしていました。

その後、彼女はご褒美の使い方が上達し、プチ達成目標を次々とクリアしました。小学生のお子さんとキックボクシングを習うことや、ホームジムを購入することを報酬にするなど、プチ達成目標のハードルが高いほど、得られる報酬も喜びが大きいものを設定するようになりました。現在では、「専業のFXトレーダーになり生計を立てる」という目標を叶えつつあります。先月も月利150％更新と、専業で十分やっていける実力を身に着けました。

プチ達成目標に向けた行動
●月●日までに人気店5店舗見学する

見学用の名刺を作成する

↓

雑誌やネットから人気店を 10店舗ピックアップする

↓

人気店へ見学アポをとる

↓

人気店5店舗へ訪問する

↓

スイーツ
お取り寄せ！

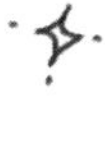

振り返りシートを作成する

1　実行計画をコピーして、タイトルを「振り返りシート」に変更してください。（P.98のサンプルを一緒にご覧ください）

2　行動内容、プチ達成目標の右側に「○％達成」と記入し、振り返り結果を書く枠をつくります。振り返りシートは、実行計画に基づいた3カ月間の行動の結果を記述していくものなので、実行計画を作ってから3カ月後に作成します。

ここまでできたらまず、行動の達成率を書きます。実行計画どおり完全に達成できたら100％、まったく達成されていない場合は0％、予想以上に達成できていた場合は120％などと記載していきます。

次に、振り返り結果を書きます。過去3カ月間の行動を振り返ってみて、何がよくて何がダメだったのか、客観的に見直しましょう。結果は目標を達成できてもできなくても、**「これまでの3カ月間を振り返る」**ことが大切です。悪い結果だったとしても、落ち込む必要はまったくありません。**振り返りはこれからの行動につなげるために行うもの**なので、前向きな気持ちで改善点を探していきましょう。

最後に、プチ達成目標の達成率を書きます。これはプチ達成目標に向けた各行動の達成率の平均値です。

ここまで完成したら、次の3カ月の実行計画を作成します。プチ達成目標が達成していないときは、振り返りシートを次のように修正し、行動し直します。

1　振り返りシートのタイトルを「実行計画」に変更してください。

2　行動の右側の達成率の数字を削除します。

振り返り結果を見て、行動目標に修正を加えましょう。次回は必ず達成できるようにハードルを下げるか、内容を変更して、失敗を繰り返さないことがなによりも大切です。

●月●日までに人気店5店舗見学する（95％達成）

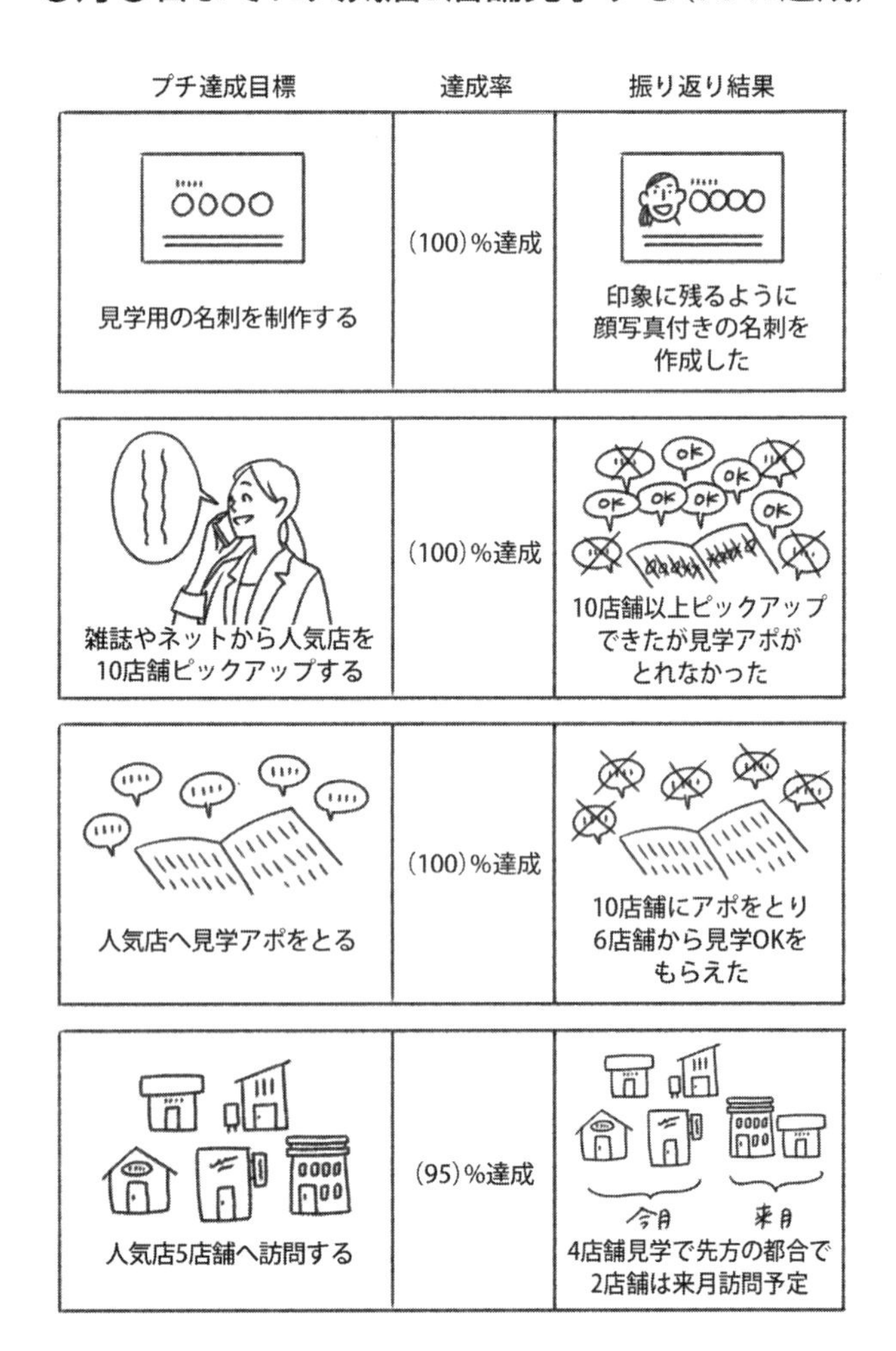

プチ達成目標	達成率	振り返り結果
見学用の名刺を制作する	（100）％達成	印象に残るように顔写真付きの名刺を作成した
雑誌やネットから人気店を10店舗ピックアップする	（100）％達成	10店舗以上ピックアップできたが見学アポがとれなかった
人気店へ見学アポをとる	（100）％達成	10店舗にアポをとり6店舗から見学OKをもらえた
人気店5店舗へ訪問する	（95）％達成	4店舗見学で先方の都合で2店舗は来月訪問予定

やらないことを決めるのも大切

さて、全体設計を作り、実行計画も完成しました。いよいよ行動に移していきましょう。とその前に、やり残しが1つあります。「やらないことを決める」ことです。**やらないことを決めるのは、やることを決めるのと同じくらい大切です**。

多くの人は、やらないこと決めずに、新しい行動ばかり追加してしまいます。その結果、1日の最後にしわ寄せがきて、睡眠時間を削ることになりがちです。睡眠は、次の日の活力を作るだけでなく、1日の出来事を整理整頓する貴重な時間でもありますから、極力削りたくないのです。寝ないで頑張ることが美徳の時代もありましたが、いかに睡眠時間を有効活用するか、というのが現代的です。

では、何を「やらないこと」に加えていったらよいのでしょうか？　SNSをやめる、インターネット閲覧をやめる、TVの視聴をやめる、同僚との飲み会をやめる、仕事の残業をやめる……。一気に「やめる」となるとなかなか難しいものです。そこで、完全にやらないのではなく、頻度を減らしてはいかがでしょうか。

・SNSをやめる→SNSのチェックは移動中の電車の中だけにする

・インターネット閲覧をやめる→閲覧するインターネットサイトを限定する
・TVの視聴をやめる→観るTV番組を事前に決めておく
・同僚との飲み会をやめる→同僚との飲み会は1次会までにする
・仕事の残業をやめる→仕事の残業は週2時間までにする

「やめる」という否定的な考えよりも「～する」という肯定的な考えのほうが、前向きに実行しやすいので続けられるものです。いつもより減らしてみて、支障がないようであれば、さらに減らしていくとよいでしょう。

やる気が消える前にスピード勝負

設計図を完成させた今、行動したくてウズウズしていることでしょう。「鉄は熱いうちに打て」というように、達成したい気持ちが強いうちに行動に移してみましょう。難しいと言われる0から1にする行動も、すんなりできるでしょう。ただ、現状と違いすぎる行動を一気にとってしまうと、「続けられない」という気持ちになって挫折してしまいます。こうならないように、ホメオスタンスを理解してちょっとずつ、ちょっとずつ日常に新しい行動を加えて、やる気を持続させましょう。習慣化されるまで続けることが大切です。

現状に戻す力を知ると、焦らず目標に向かっていける

私たちは普段、特に大きな不安を抱えずに暮らしています。心理学ではこの状態を、コンフォートゾーンと呼んでいます。コンフォートゾーンで暮らしていれば心地よい生活ができるので、多くの人たちはこの場所に居続けます。行動しすぎるとホメオスタシスの力で現状に戻るということを前述しました。この状態はコンフォートゾーンの外側から戻ろうとする状態です。

軽いストレスを感じる場合はストレッチゾーン、強烈なストレスやパニック状態になる場合はパニックゾーンにいることになります。（P．103の図を一緒にご覧ください）

人間は**ストレッチゾーンにいる状態が、もっとも成長していける**と言われています。考えてみるとわかりますが、同じことをするにしても、締め切りという軽いストレスを課せられているほうが行動しやすいものです。「締め切りがあるから進めなきゃ」という心理状態になるのです。

ただし、ストレスをかけすぎるとパニックゾーンまで移動してしまいますので、身動きがとれなくなってしまいます。外国語を覚えようとして、まったく話せないのに海外へ長

期滞在しに行くとか、新しいことを始めたいからといって今すぐ仕事を辞めて、無収入になってしまうというような状態です。

コンフォートゾーン、ストレッチゾーン、パニックゾーンの**各ゾーンの範囲は個人の経験に基づくもの**ですから、あなたの適切なストレス度合いを調べておきましょう。

最初はストレッチゾーンだった行動が、慣れてくるとコンフォートゾーンに入ってきます。あなたの経験値が増え、ストレスだったものがストレスでなくなっていくのです。行動が習慣化された証拠なので喜ばしいのですが、**あまり長い期間コンフォートゾーンにいると減速し、最悪衰退してしまいます**。慣れてきたなと思ったら、少しハードルを上げて、行動に刺激を与えてください。そうすると再び、叶えたい未来側への行動が加速していきます。3カ月に1度の振り返りシートで、状態を確認するのもよいでしょう。

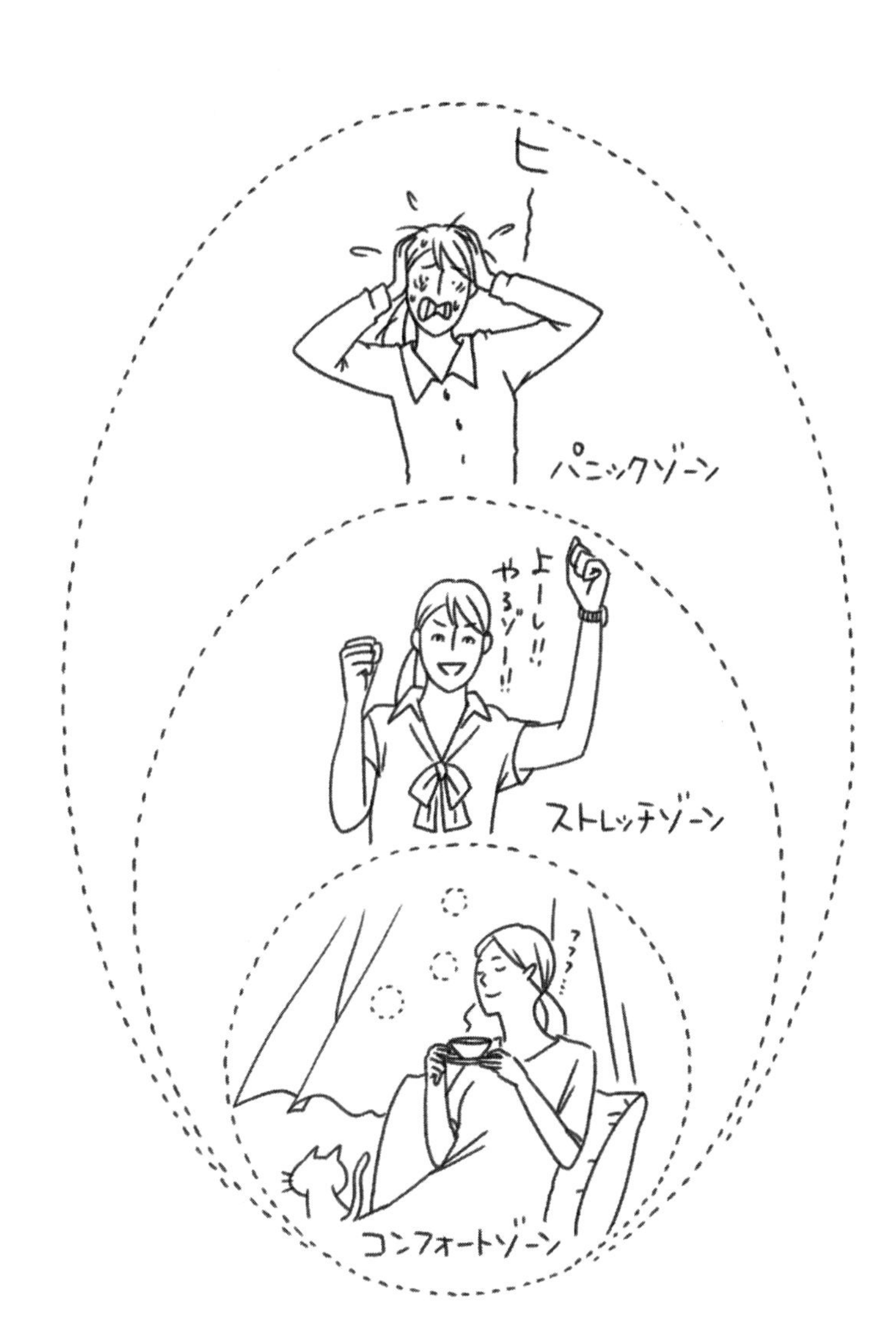
ヒー
パニックゾーン
よーし!!
やるゾー!!
ストレッチゾーン
フフフ…
コンフォートゾーン

目標達成できなくても、原因を突き止めて改善すれば大丈夫

目標達成に失敗すると大きく落胆してしまいがちです。しかし「失敗は成功のもと」というように、改善点は未来への行動を加速する力になりますので、**失敗点を見直して改善する作業はとても重要**です。失敗とは、ここでは実行計画の行動目標を達成できなかった場合を指します。

なぜ達成できなかったのでしょうか？　考えられる原因は、

1　行動目標どおりに行動したが達成できなかったこと
2　行動目標どおりに行動できなかったこと

1の場合、行動内容は変えずに行動目標のハードルを下げましょう。ただし、あまり下げすぎてしまうと行動力も下がる場合がありますので、プチ達成目標がクリアされるまでと期限を決めて、ハードルを下げることがポイントです。

慣れないうちは、要領を掴めず想像以上に生産性が低いかもしれません。この場合は、生産性が上がるまでと期限を決めて、目標値を低くしておきましょう。行動目標値が低くても、達成を繰り返していけばプチ達成目標をクリアできます。生産性が上がり目標値を

クリアし続けるようになってから、徐々にハードルを上げていきましょう。

2の場合、その原因は行動目標にあるのか、それ以外にあるのか、という点に着目してください。

行動目標に原因がある場合、行動内容を再確認してハードルも下げる、もしくはプチ達成目標を見直すとよいでしょう。特に、プチ達成目標をクリアしても喜びが生まれなければ、行動力は生まれないので、別の目標を設定しましょう。場合によっては、プチ達成で得られる報酬をより魅力的にしてみるのも有効だったりします。あなたの行動力を高める施策を考えてみましょう。

行動目標以外に原因がある場合は、他に何かにやっていたことがあるはずなので、再度何をやめるか考えてみるのが有効です。叶えたい未来を達成した先にある生活と、現在優先している行動を比較してみましょう。未来が大切ならば、優先している行動を減らして、プチ達成目標をクリアするための行動に割り当てていきましょう。多くの場合、日常生活の臨場感が高く未来側の臨場感が低いため、今までどおりの日常の行動を優先しがちです。ですから、行動目標以外に原因がある場合は、叶えたい未来側の臨場感を高めることで「どうしても叶えたい！」という気持ちを呼び覚まし、優先すべきは叶えたい未来を叶えるための行動だ、と再認識することで解決されていきます。

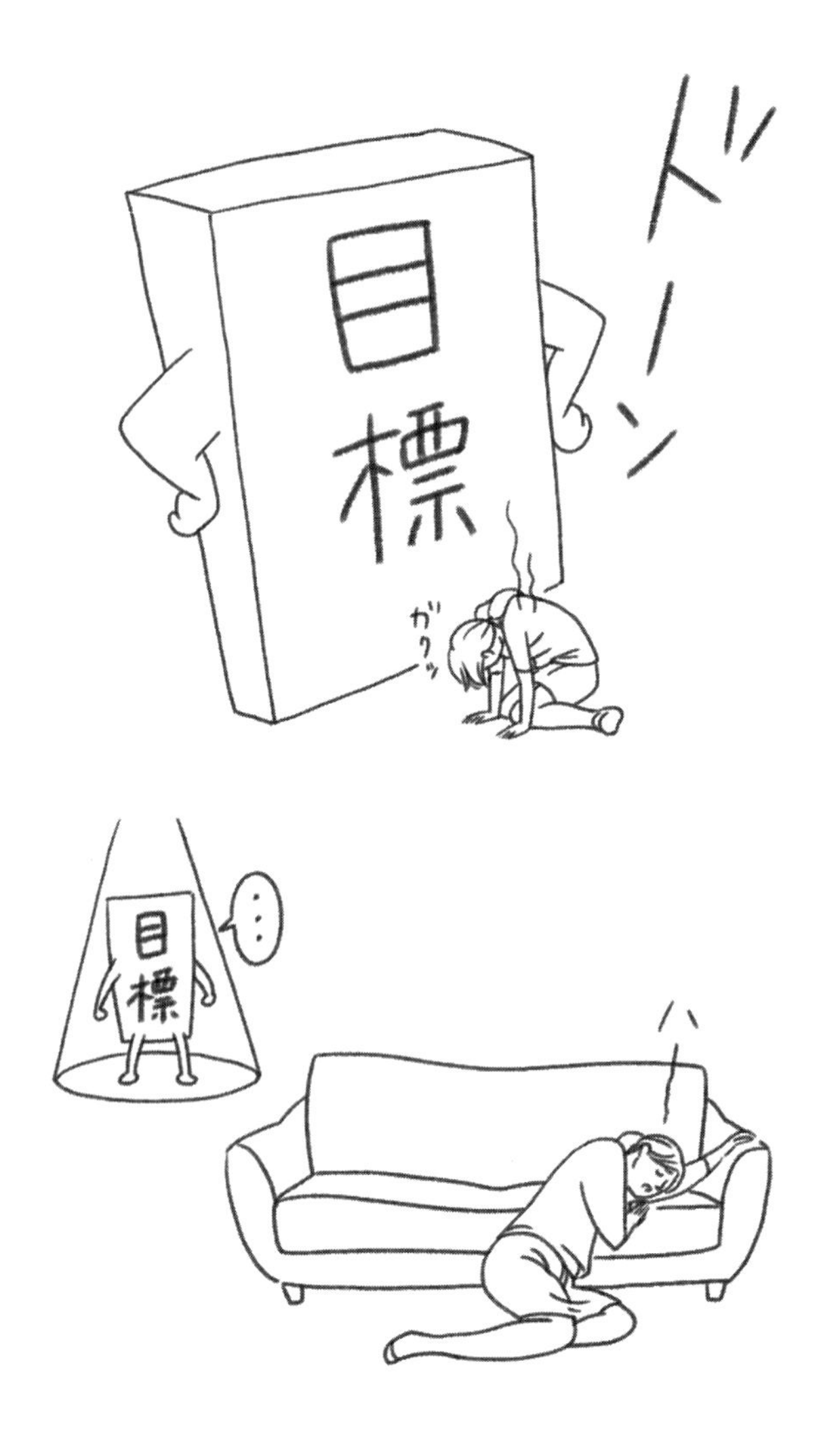
ドーン
目標
ガクッ
・・・
目標
ハー

第3章のまとめ

・設計図がないと、叶えたい未来へのルートがわからず効率が悪い
・気を同調させると、現状の思考や行動が書き換わり、叶えたい未来に近づきやすくなる
・叶えたい未来側から現在を確認し、臨場感を高める
・実行計画を実践すれば叶えたい未来が高確率で達成される
・行動目標は、「あなたがやりたいこと」「行動すれば必ず達成できること」
・最初の行動目標は、とことんハードルを下げて確実に達成できる内容にする
・振り返りはこれからの行動につなげていくために行うもので、反省会ではない
・やらないことを決めるのは、やることを決めるのと同じくらい大切
・ストレッチゾーンにいる状態が、もっとも成長していける
・失敗点を見直して改善する作業はとても重要

第4章

「7つの呼吸法」を使って、自分で未来達成を確実にする方法

よくある呼吸法とは違う「KOU流呼吸法」のしくみ

私たちが普段、無意識に行っている呼吸には、心と身体を変える大きな力が秘められています。この力に着目して、肉体的に変化を起こしているものが「呼吸法」です。「呼吸法」の代表例として、グーグルやゴールドマン・サックスなど世界的に有名な企業で採用された「マインドフルネス呼吸法」があります。科学的にも効果が認められ一躍ブームになりました。こうした呼吸法はストレス解消を目的としていて、ひたすら呼吸に集中することで脳内からホルモンを分泌させ、気分を落ち着けます。他にも、スポーツや美容の分野でよくみられる「ドローイン」や、ヨガの呼吸である「完全呼吸法」が有名です。筋肉に集中するこれらの呼吸法は、筋肉を動かして体幹を鍛えることが目的です。

KOU流呼吸法は「気の力を使う」ところが大きく異なります。目に見えない「気」をコントロールして、心と体を最高の状態にもっていくのです。今まで見たことも聞いたこともない呼吸法に驚くかもしれませんが、多くの方から「こんなに簡単に自分を変化させられるんだ!」と、驚きと喜びの声をいただいています。コツをつかめば自分で応用して使っていくこともできますので、ぜひ習得して人生を好転していきましょう!

KOU流呼吸法の基本

「気」というと、あなたは何を想像するでしょうか？　体が発するオーラのようなもの、それとも「気づかいをする」というように、人間の感情を表わすものでしょうか？　いずれにせよ、目に見えない存在として扱われています。

量子力学では、宇宙の万物は素粒子でできていて、人間が意識して初めて物質になると言われています。意識していないときは非物質、つまり単なる振動するエネルギーであり、私たち人間の意識が宇宙のエネルギーを物質化します。

気も同様に、意識によって心や身体に送られ、変化していくのです。**意識できれば気は操作可能**というように考えてください。ＫＯＵ流の呼吸法は、意識できるものは変えられるということが特徴です。

私たちは普段、お腹がすくと食事をします。お腹がすいたと本人が意識できなければ食事をとらず、栄養不足になってしまうかもしれません。意識できるからこそ、食事をして栄養を体に送り込むことができるのです。そんなこと当たり前だろうと思われたかもしれませんが、実は、この「意識する」に無自覚な例はたくさんあります。

次はどうでしょうか。毎日夜遅くまで残業をしています。たまの休日も疲れ果て、ベッドから起き上がれません。気分が優れないので病院を受診したら、鬱と診断されました。よくある話です。「このままでは病気になる」と事前に意識できていたなら、その原因を回避してリスクを大きく軽減できたはずです。

このことから楽に意識できるものと、なかなか意識できないものがあることがわかります。**私たちの脳は、必要なことだけ見せてくれて、それ以外は省略してしまう**ので、脳が重要だと判断してくれなければ意識できません。そこで、ＫＯＵ流呼吸法を使って、なかなか意識できない「心の足かせ」を消していくのです。

呼吸を行う環境・体勢

● 集中できる環境

・部屋は薄暗くしましょう。日中の場合、直射日光を避けてください。

・着信音やアラームはオフ。予期せぬ音が鳴らないようにしましょう。

・呼吸していて快適な室温に保ちましょう。

• 全身リラックスできる体勢

あなたがリラックスできるのでしたら、どのような体勢でも構いません。椅子に座る、床に胡坐をかく、ベッドやソファーに脚をのばして横になる。最適な姿勢を見つけましょう。

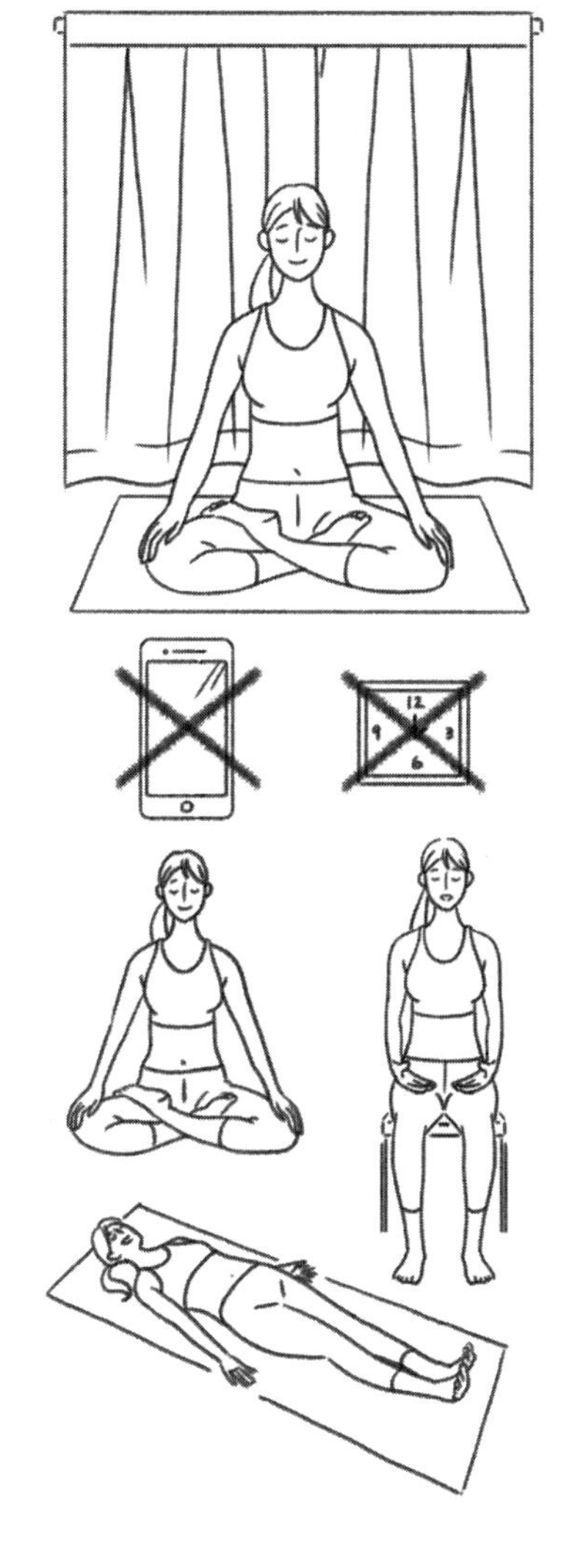

KOU流呼吸法1　深い変性意識状態を作り出す「トランス呼吸法」

「変性意識状態」という言葉を聞いたことがあるでしょうか？　「普段目を開けて認識している意識状態以外にある意識状態」のことです。学術的には、さらに意識状態が細分化されていたり、目を開けて認識しているときも変性意識状態に含まれることがあるようですが、難しい説明はさておき、いったん「変性意識状態」で頭に入れておいてください。

心と身体を最適な状態に変化させるのに、深い変性意識状態に入ることが重要です。ここで言う深い変性意識状態は、眠りに入る寸前のとろんとした状態をイメージしていただくとわかりやすいでしょう。全身が脱力し、なんとも気持ちのよい状態です。この状態を呼吸法で意図的に作り出していくのが、「トランス呼吸法」です。

【トランス呼吸法】

① 目を閉じて、口からフーっと細く長い息を吐きます。できるだけ吐ききったら、今度は鼻から息を吸います。この呼吸を繰り返しましょう。

② 呼吸をするとき、眉間に集中します。眉間が圧迫される感覚や、熱くなる感覚が生まれてくるはずです。この感覚に意識を浸らせていきましょう。

③ 眉間に集中しながら呼吸を繰り返しているときに、今までの気持ちよかった経験を思い出します。温泉に浸かる瞬間、マッサージを受けている場面などを思い出してください。ふんわり心地よくなり、目を閉じているのに目の前が明るくなってくるでしょう。他にも、身体の感覚がなくなったり、座って行っていたら身体が揺れる感覚が起こります。このような状態を目安に、呼吸を続けてみてください。

最初は、意識状態が深まるまでに時間がかかります。だからといって無理に長時間呼吸する必要はありません。3分でもよいので、まずは短い時間、呼吸を繰り返すところから始めてみましょう。身体が慣れて徐々に時間を延ばしていくと、深い変性意識状態に入り込めるようになっていきます。

これも慣れてきたら、短い時間で入り込めるように挑戦してみてください。相当上達すると、一瞬で深められます。毎回意識して呼吸を繰り返したことで、潜在意識に入り込んだ状態を脳がすんなり思い出すのです。

①
目を閉じて、口から息を吐ききり、鼻から息を吸う

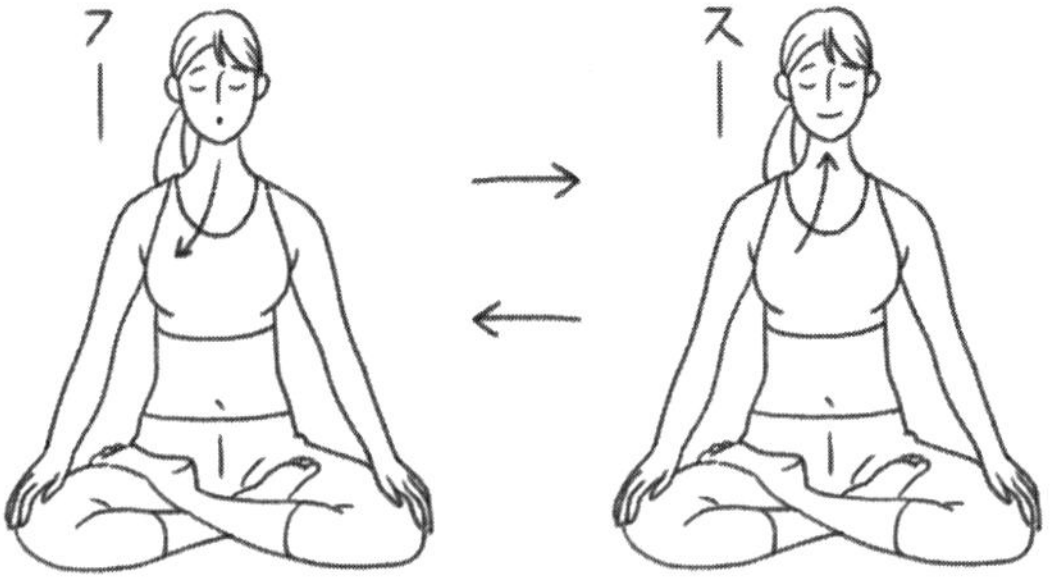

フー

スー

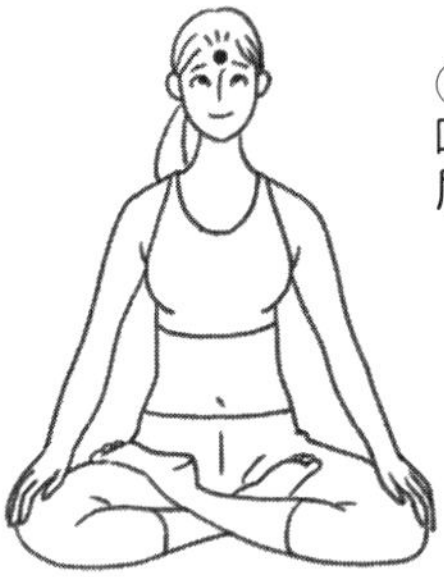

②
呼吸をするときは、
眉間に集中する

③
今までの気持ちよかった
経験を思い出すと、
ふんわり心地よくなる

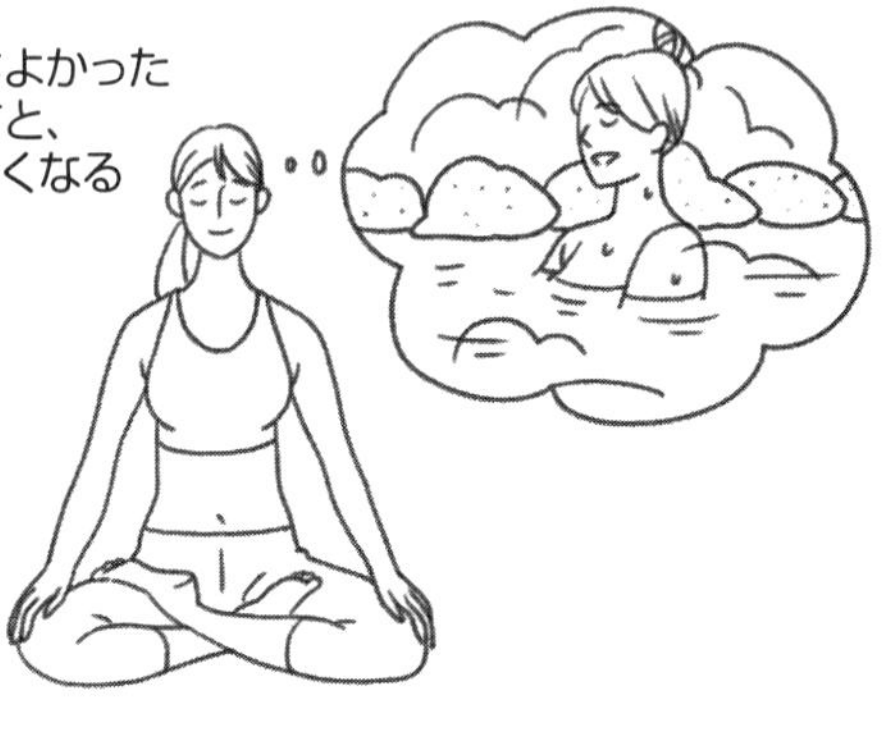

呼吸を邪魔する存在

呼吸を繰り返していると、邪魔をしてくる存在が現われます。

その1つは思考です。「今晩のおかずは何にしよう」「歯医者さんを予約したのはいつだったかな」「今週末の旅行は晴れるといいな」などといった雑念です。ここで放置してしまうと、思考が思考を呼んで終わりませんので、「ラベリング」という手法を使って消していきましょう。

・今晩のおかずは何にしよう → 今晩のおかず

・歯医者さんを予約したのはいつだったかな → 歯医者の予約

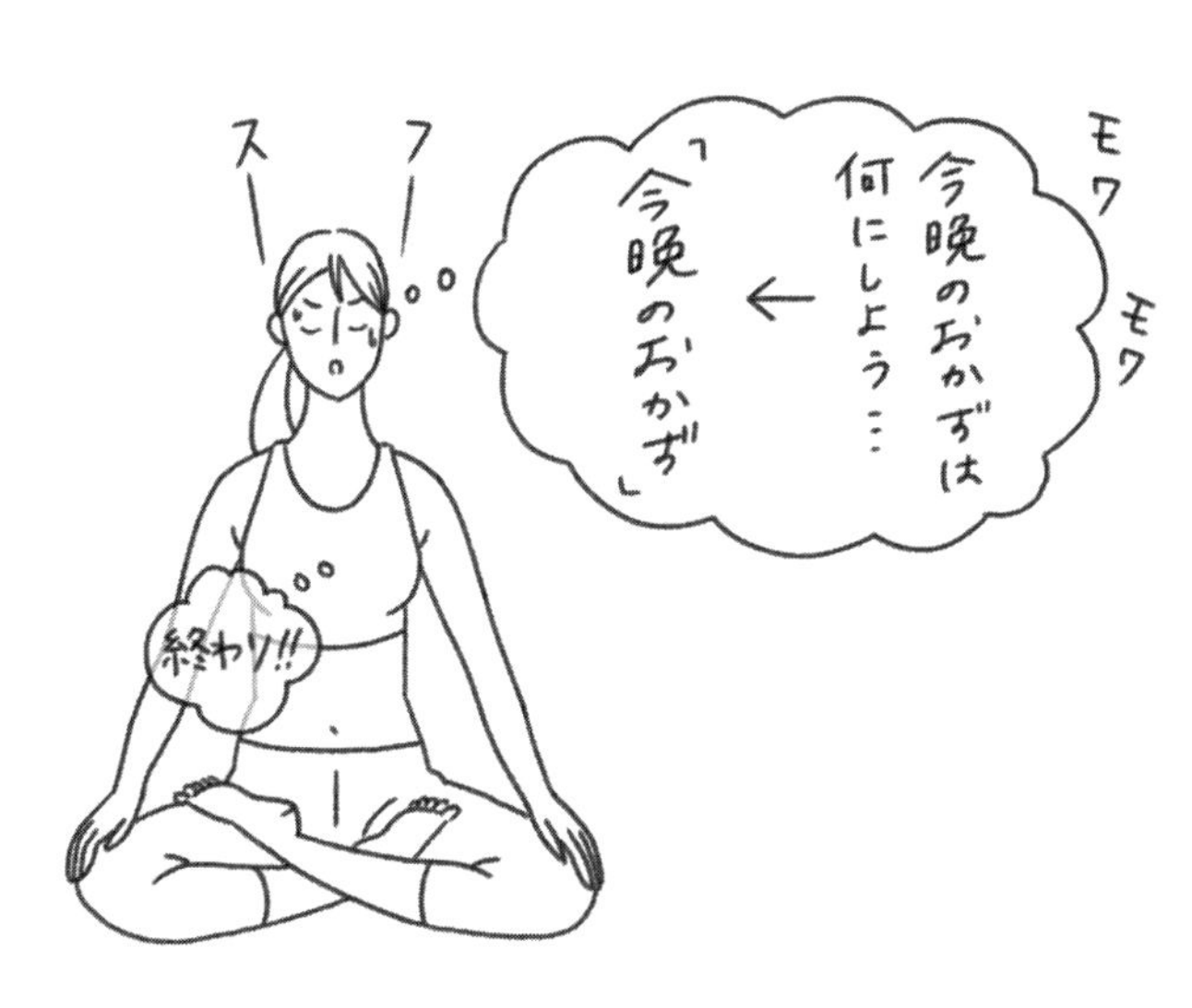

・今週末の旅行晴れるといいな → 今週末の旅行

このように名前を付け、「終わり」と心の中で言って思考を強制終了させます。雑念が生まれるたびに、呼吸を続けながら淡々とラベリングして、思考の連鎖をストップしていきましょう。

もう1つ、呼吸を邪魔する存在がいます。不安や焦りです。「このまま続けてよいのだろうか」「この方法で合っているのだろうか」と、結果がなかなか出ないと不安になってしまいがちです。そんなときに思い出していただきたいのは、**呼吸法は「脳の筋トレ」**だということです。身体を鍛えるのと一緒で、呼吸法は続ければ続けるほど

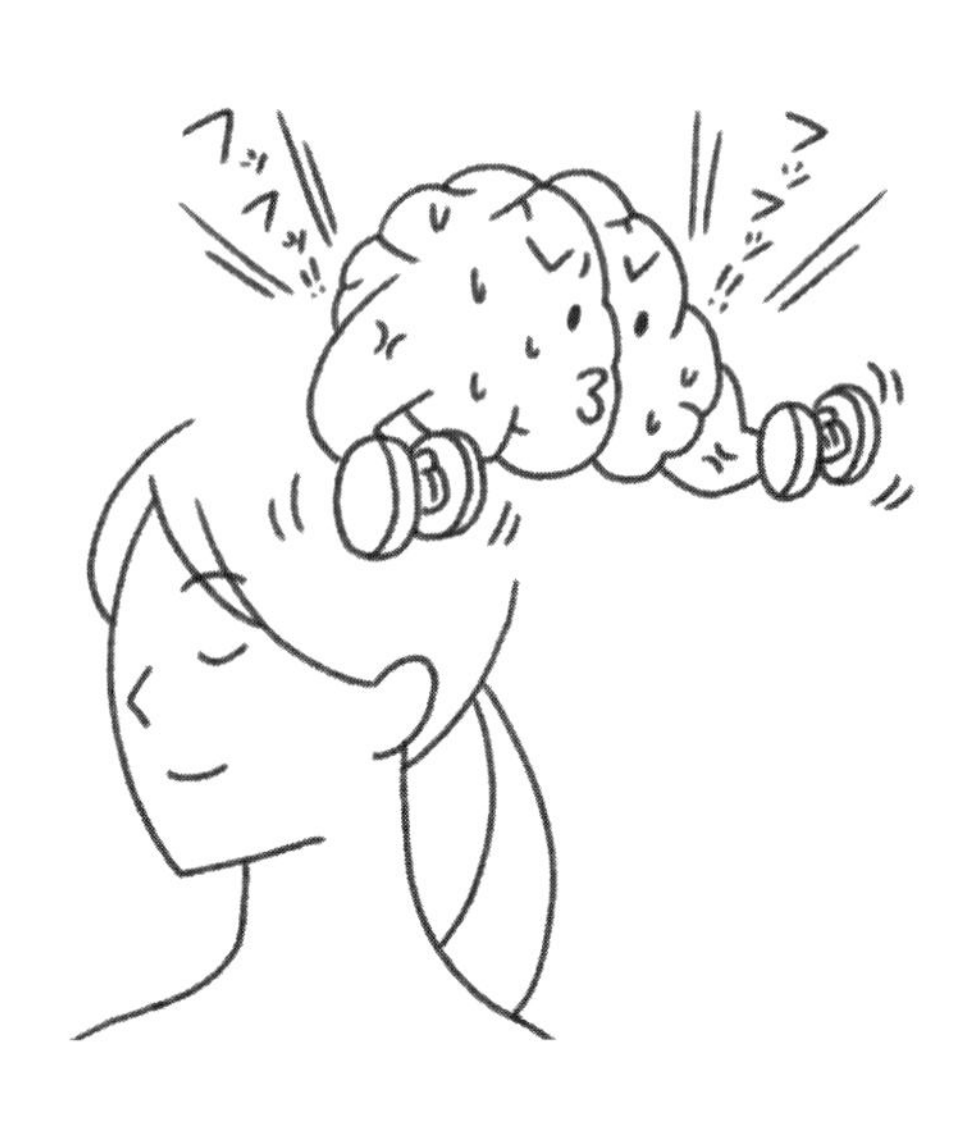

上達していきます。毎日3分であっても必ず上達します。最初は多くの人が不安になるものですが、必ず深い意識状態を作れるようになっていきますので、現状を悲観せず続けていただければと思います。

気感トレーニング 手のひら・足裏

気を感じる能力を「気感」と呼びます。手のひらだけでなく、足裏でも感じられるようになります。

心と身体を最適に変化させることに気感は必須ではありませんが、気をコントロールしやすくなりますので便利です。もし必要ないと思われたら「浄化呼吸法」まで進んでいただいても構いません。

それでは気感トレーニングの方法をお伝えしましょう。

【気感トレーニング　手のひら】

① 両手を合掌の形にして、手のひらの中心を目の位置まで上げます。目は開けても閉じ

ても構いません。

② 両手の間隔を１㎝空け、隙間に目を向け集中します。

③ 鼻からでも口からでもよいので、ゆったりとした呼吸を続けます。

④ 息を吐くときに、右手から左手に気が流れるイメージを持ちます。右の手のひらにジワジワ、ピリピリした感覚が生まれ、左の手のひらにも右手から気が送られてくる感覚が生まれたら成功です。

もし何も感じないようでしたら、お湯などで手を温めることで気を感じやすくしましょう。両手の間隔１㎝で感じるようになりましたら、次は10㎝、その次は30㎝と手の間隔を広げていきます。

最終的に１ｍくらいまで広げても感じられるようにしていきましょう。

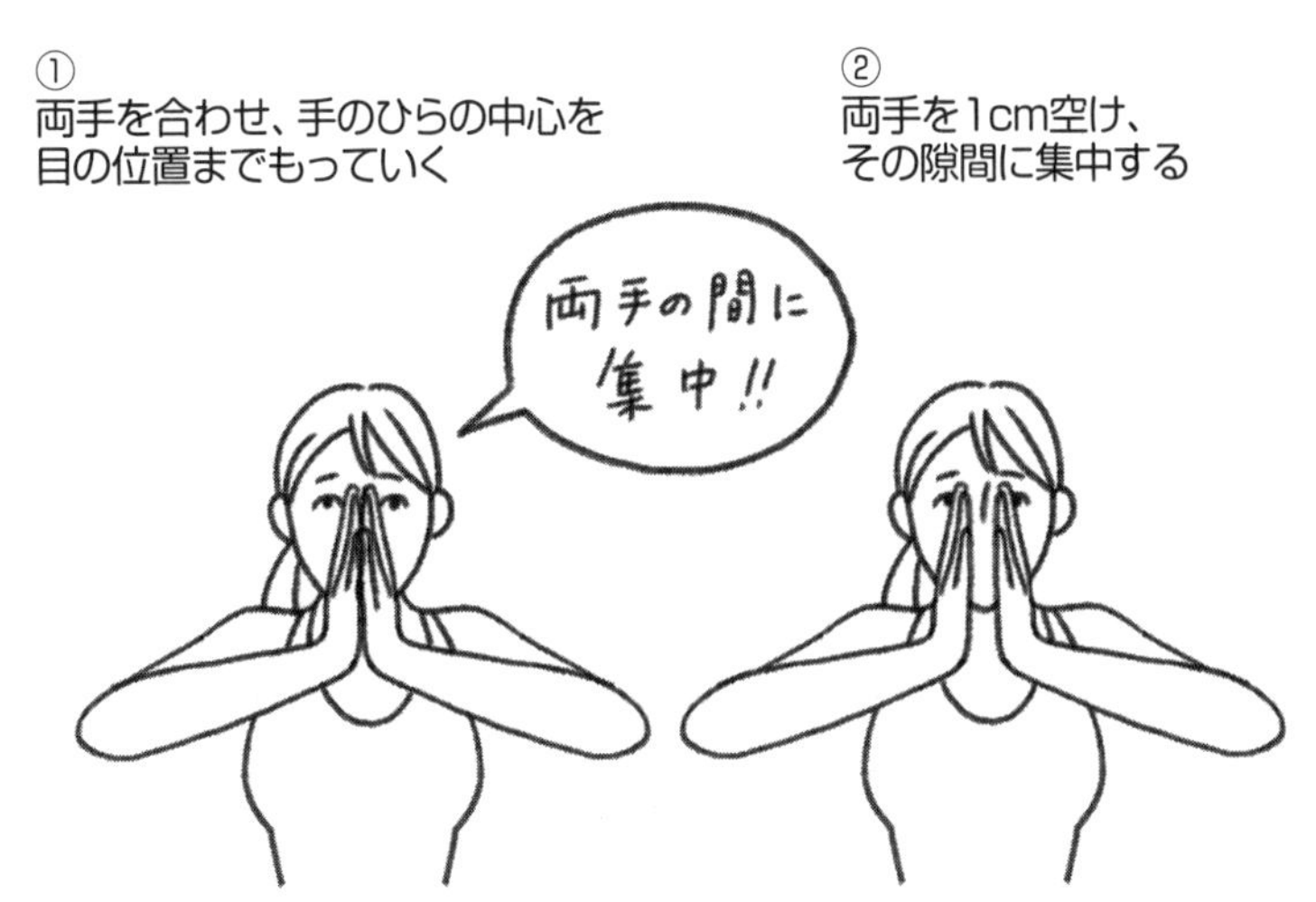
①
両手を合わせ、手のひらの中心を
目の位置までもっていく
②
両手を1cm空け、
その隙間に集中する
両手の間に
集中!!

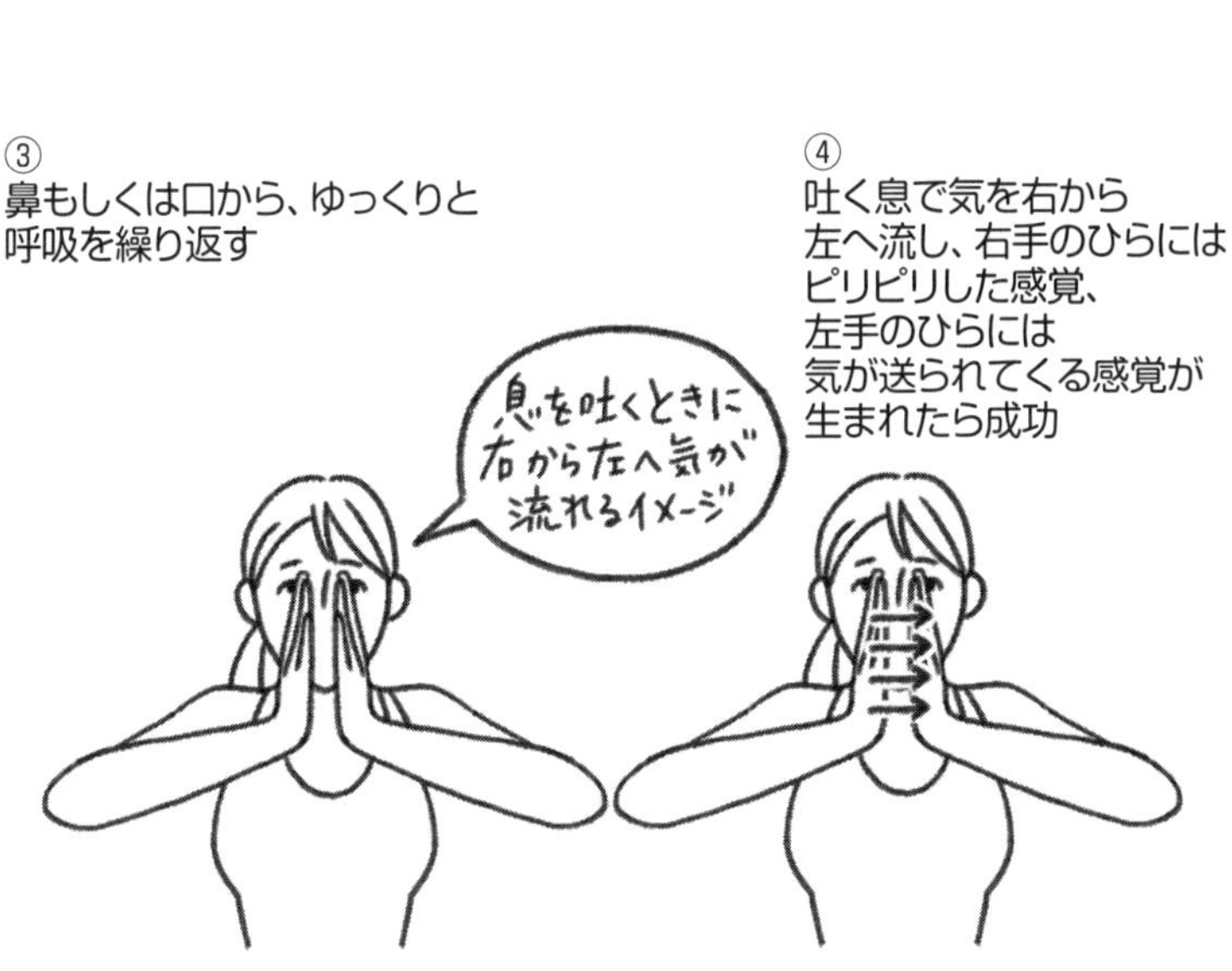
③
鼻もしくは口から、ゆっくりと
呼吸を繰り返す
④
吐く息で気を右から
左へ流し、右手のひらには
ピリピリした感覚、
左手のひらには
気が送られてくる感覚が
生まれたら成功
息を吐くときに
右から左へ気が
流れるイメージ

【気感トレーニング　足裏】

①鼻もしくは口でゆっくり呼吸し続けます。目は開けても閉じても構いません。

②息を吸うときに足裏から吸い込むイメージをしましょう。

③息を吐くときは足裏から吐くイメージです。

④吸うときに気が足裏から体内に取り込まれる感覚や、吐くときに足裏から体外へ出ていく感覚が生まれたら成功です。手のひらと同様にジワジワ、ピリピリした感覚が生まれるようになってきます。

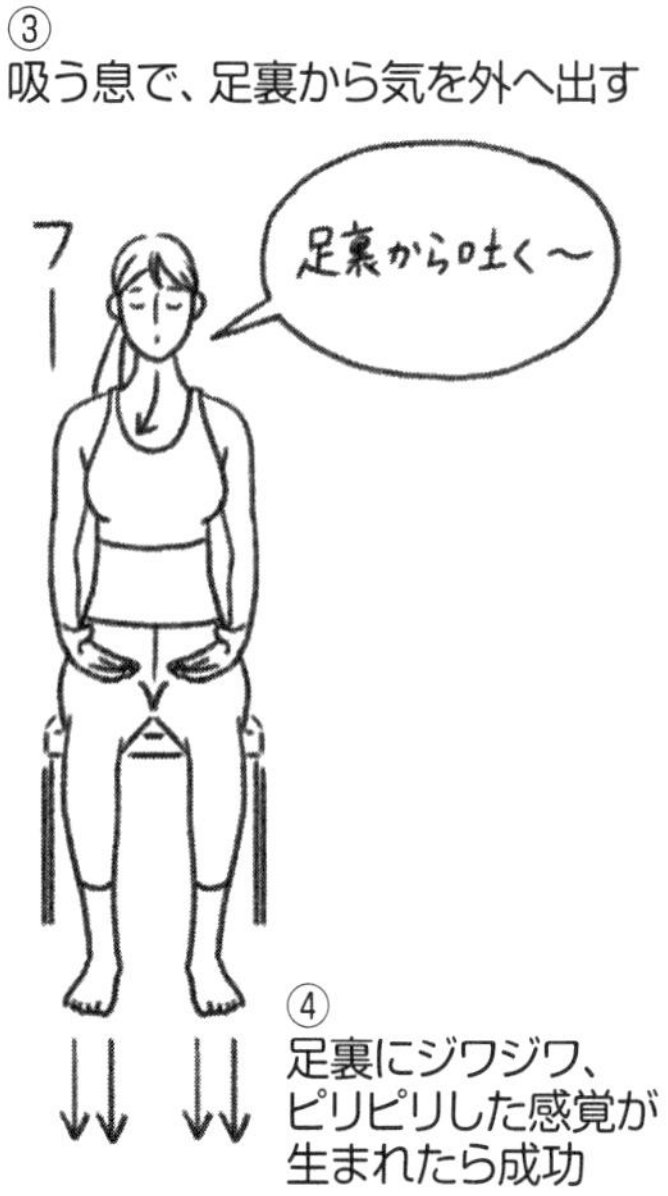

③
吸う息で、足裏から気を外へ出す

④
足裏にジワジワ、
ピリピリした感覚が
生まれたら成功

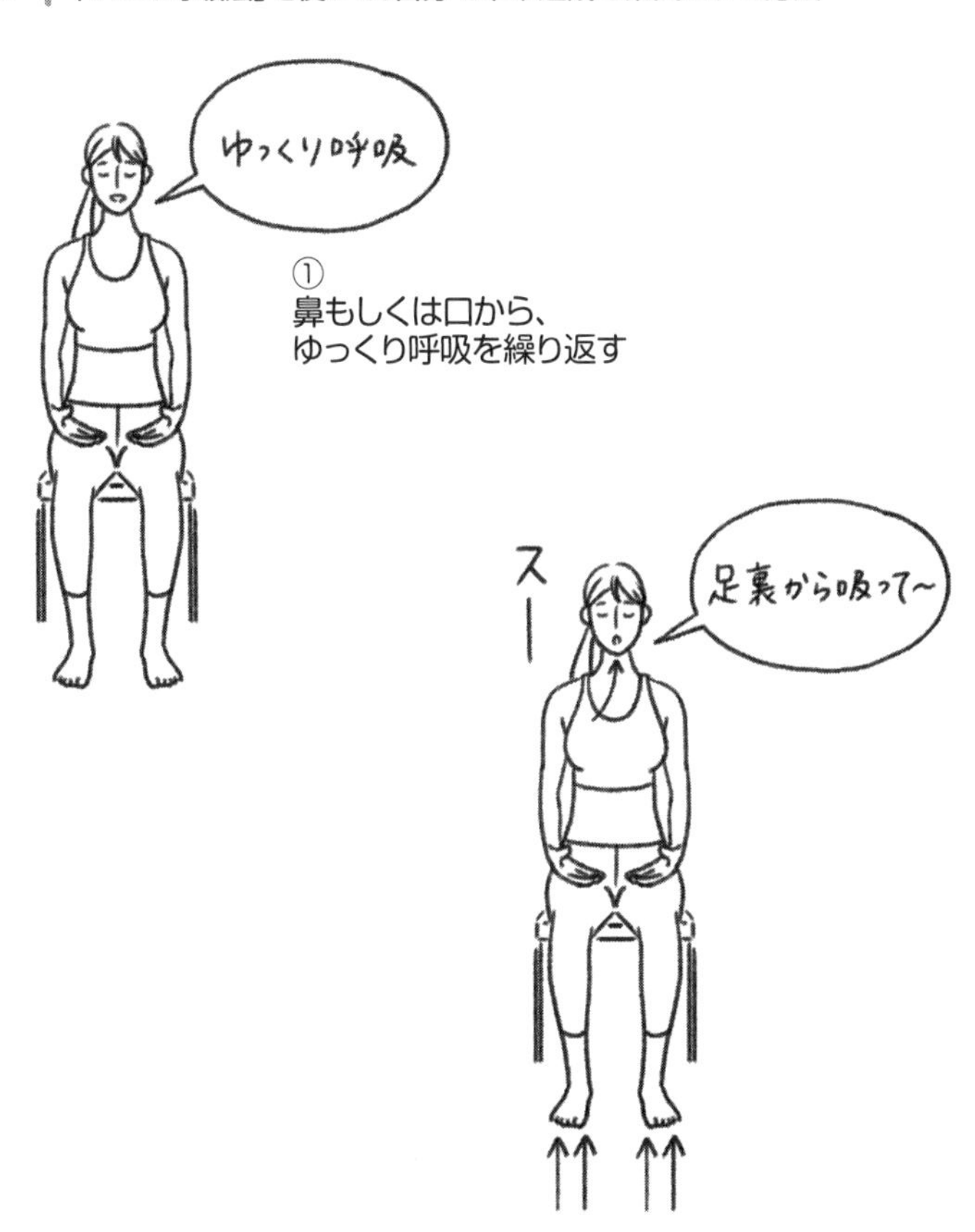

②
吸う息で、足裏から気を取り込む

KOU流呼吸法2　気を意識できるようになる「丹田呼吸法」

「丹田」と書かれている場合、一般的に、人差し指をへそに当てたときに薬指に位置する下丹田のことをいいます。今回は眉間の中央にある上丹田、胸の中央にある中丹田も含めた、3つの丹田を使って気を感じましょう。レントゲン撮影をしても映らない丹田ですが、訓練すると確かにそこに気の塊を意識できます。

まず「下丹田呼吸法」です。下丹田が意識できると生命力や自然治癒力が増すといわれています。

【下丹田呼吸法】

① 目を閉じて、太陽や炎など「熱いもの」をイメージします。

② 鼻もしくは口から息を吸うときに、①でイメージした熱いものを下丹田に取り込みます。下丹田を感じにくいときは、へそから指3本分下の位置に指を当てながら呼吸をするとよいでしょう。

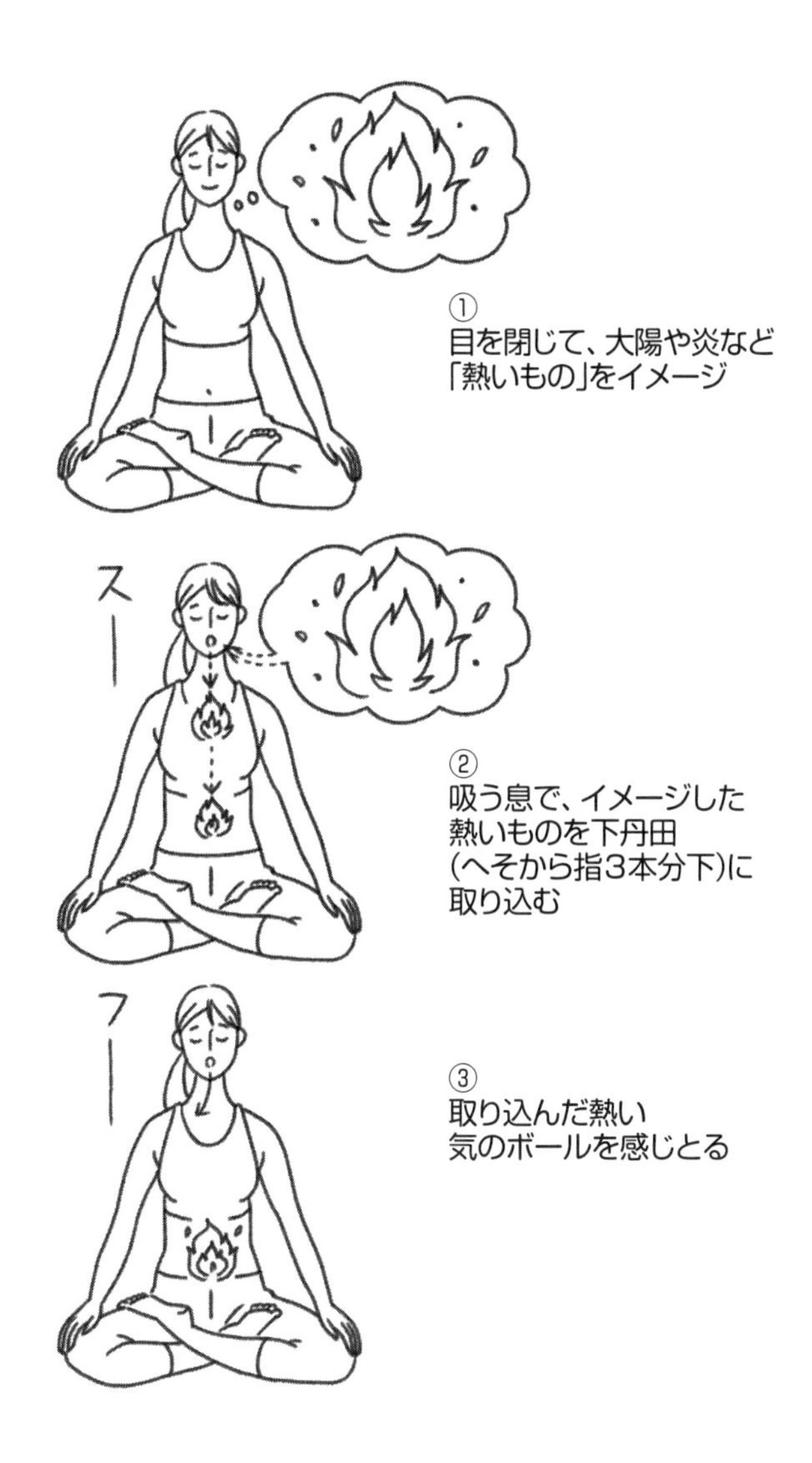
①
目を閉じて、大陽や炎など
「熱いもの」をイメージ
スー
②
吸う息で、イメージした
熱いものを下丹田
(へそから指3本分下)に
取り込む
フー
③
取り込んだ熱い
気のボールを感じとる

③　下丹田に取り込んだ熱い気を、吐く息でさらに熱くしながら、ソフトボールくらいの大きさの球に整形していきます。輪郭がボヤっと広がりやすいので、意識してボールにしましょう。下丹田に熱い球の塊が感じられたら成功です。最初は「なんとなく」の感覚で十分です。

下丹田の気感を作り出すことができたら、次は中丹田に挑戦してみましょう。中丹田呼吸法では、気持ちが前向きになり、誰とでも仲良くできる感情が生まれます。他にも思いやりや人を愛しむ心が育ち、人間関係が良好になります。私も、苦手だった相手と仲良くなる、人付き合いが円滑になるという経験を実際にしました。

【中丹田呼吸法】

①　目を閉じて、ペットや花など「心が癒されるもの」をイメージします。

②　①のイメージを中丹田に取り込む意識で、鼻もしくは口で息を吸います。中丹田を感じにくいときは、胸の真ん中（胸骨）に指を当てて呼吸しましょう。

③　中丹田に取り込んだ気を、吐く息でさらに心地よさを増しながら、ソフトボールくら

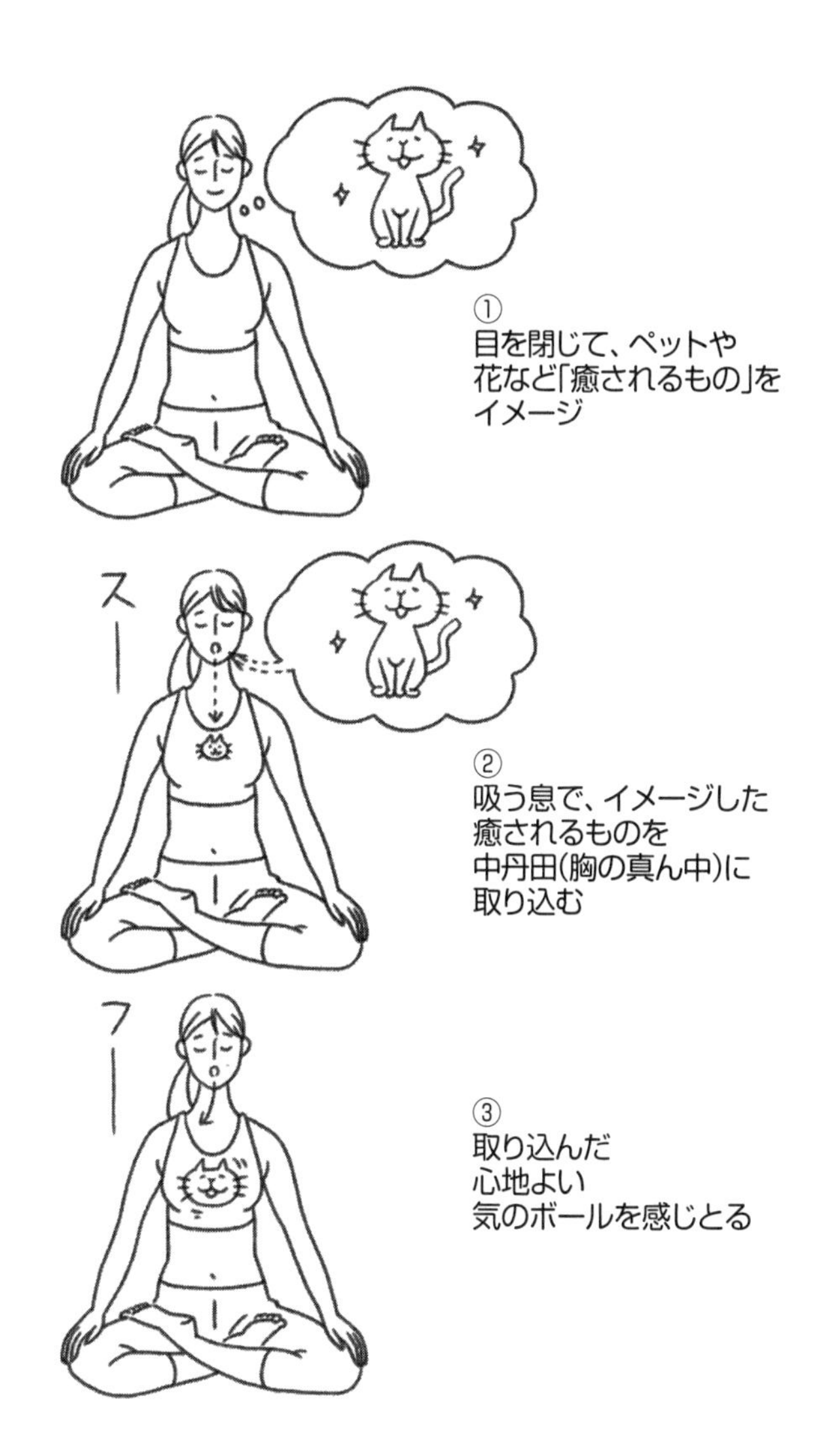
①
目を閉じて、ペットや
花など「癒されるもの」を
イメージ
スー
②
吸う息で、イメージした
癒されるものを
中丹田(胸の真ん中)に
取り込む
フー
③
取り込んだ
心地よい
気のボールを感じとる

いの球に整形していきます。下丹田ほど熱くなくてよいので、ほんのり温かくなるように意識してみましょう。中丹田にほんのり温かい球の塊が感じられたら成功です。

それでは最後に、上丹田に挑戦してみましょう。上丹田は眉間の中心のところ、大脳の前頭葉に位置し、人間らしい感覚が高まります。上丹田が作り上げられると、集中力が高まり、ひらめきや思考力が増すと言われています。

【上丹田呼吸法】

① 目を閉じて、ダイヤモンドの輝きや水面に反射する光などの「キラキラした光」をイメージします。

② 鼻もしくは口から息を吸うとき、①のイメージを上丹田に取り込むように意識します。上丹田を感じにくいうちは、額の真ん中に指を当てて呼吸しましょう。

③ 上丹田に取り込んだキラキラした気を、吐く息でいっそう増しながら、野球ボールくらいの大きさに整形していきます。下丹田や中丹田の熱感と違って、上丹田はキラキラしたイメージや明るさ、圧迫感などが意識できるはずです。上丹田にちょっとした圧迫感を感じたり、視界が明るくなったら成功です。

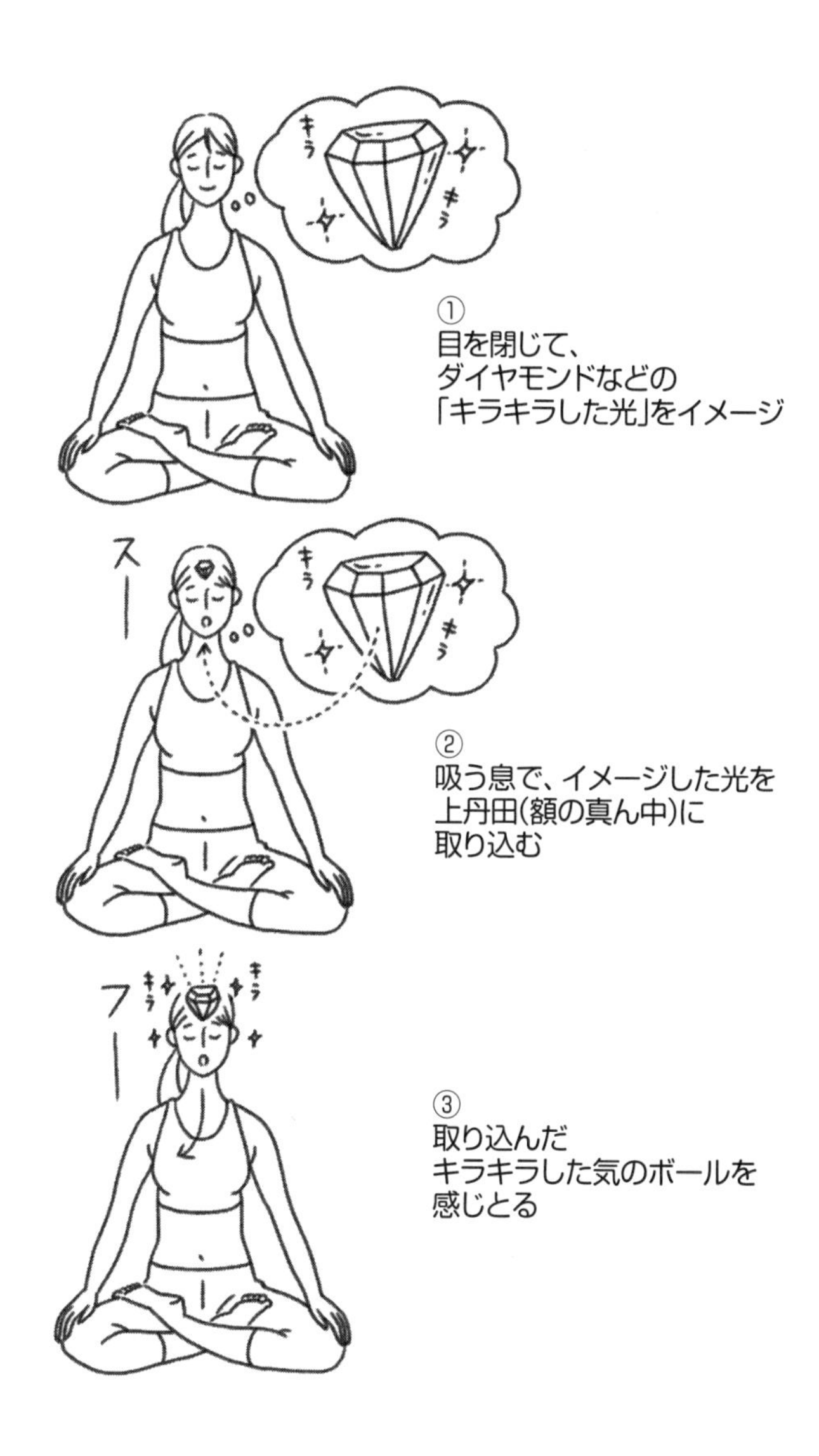
キラ
キラ
①
目を閉じて、
ダイヤモンドなどの
「キラキラした光」をイメージ
スー
キラ
キラ
②
吸う息で、イメージした光を
上丹田(額の真ん中)に
取り込む
フー
キラ
キラ
③
取り込んだ
キラキラした気のボールを
感じとる

3つの丹田呼吸法で、まったく感覚を作り出せなくても心配はいりません。その場合は、次のようにして再度試してみましょう。

丹田の熱感が感じられない場合は、貼るタイプの使い捨てカイロを丹田に貼りましょう。呼吸するたびに丹田が温まると、それを脳が学習し、いつしか使い捨てカイロがなくても熱感を生み出せるようになります。

他にも、イメージできないなら、スマートフォンで撮った写真や実物を目の前に用意するとよいでしょう。目を閉じるとイメージが消えるならば何度も想像して、目を閉じても再現できるようになりましょう。

KOU流呼吸法3　気をコントロールする「周天呼吸法」

気を意識できたら、次は、気をコントロールしていきましょう。**気をコントロールするというのは、気を身体じゅうめぐらせたり、身体の外へ移動させることです**。気をある程度感じられるようになっていれば、そんなに難しいものではありません。「必ずできる」という意識で、取り組みましょう。

伝統的な氣幸に「小周天」という技法があります。上半身の前後で、気を一方向に回す方法です。小周天を達成した人は健康になる、風邪を引かなくなるなどと言われており、養生法として人気があります。

なお、この後も伝統的な氣幸で使われている技法の名称が出てきますが、誤解のないように、私がアレンジした呼吸法には頭に「KOU流」と表記します。私が伝える呼吸法と、伝統的な技法は別物であること、KOU流呼吸法をマスターしても伝統的な技法をマスターしたわけではないことをご理解ください。

【KOU流小周天呼吸法】

① 下丹田にソフトボールくらい大きさの、熱い気のボールを作り出します。詳しい方法は、前述した下丹田呼吸法をご覧ください。

② 吐く息で、仙骨（お尻のところにある大きな骨）を意識しながら肛門を軽く締めます。下丹田の熱い気のボールが、性器を通る感覚を持ちつつ、ゆっくり仙骨まで移動していきます。

③ 今度は吸う息で気を上げていきます。仙骨から背骨を通り、頚椎の7番（頭を下に向けたときに首の後ろにポコッと出る骨）まで上げます。なるべく熱を感じながら上げ

ましょう。

④ 頚椎の7番に移動してきた気を、吐く息で頭のてっぺんまで上げます。その後、額、鼻、あご、胸のルートを通り、胸の真ん中、そして中丹田まで下ろします。

⑤ 最後に、吸う息で中丹田からお腹を通って下丹田まで下げます。これを何度も繰り返しましょう。

慣れてきたら、丹田から身体の前面を通り、背骨側を下る逆回しをしてみたり、呼吸のタイミングを変えてみたりすると、気をコントロールする能力がグンと上がります。他にもさまざまな周天方法があるので、章の最後にまとめました。ぜひチャレンジしてみてください。

③
吸う息で、背骨を通り、
頚椎7番まで上げる

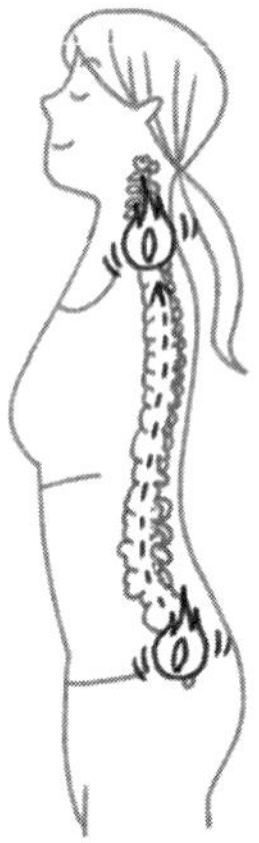

①
下丹田に
ソフトボールくらいの
大きさの熱い気をつくる

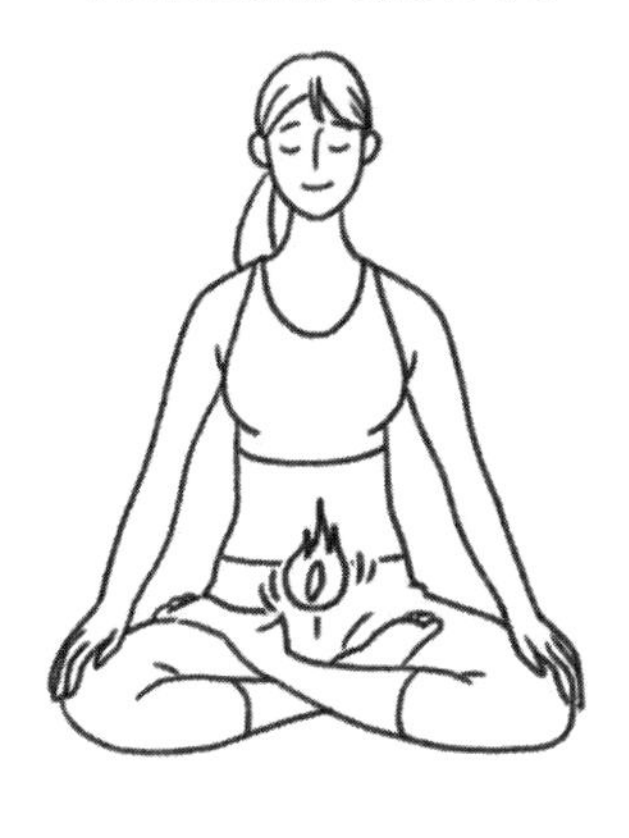

②
吐く息で、下丹田から
性器を通り、ゆっくり
仙骨まで上げる

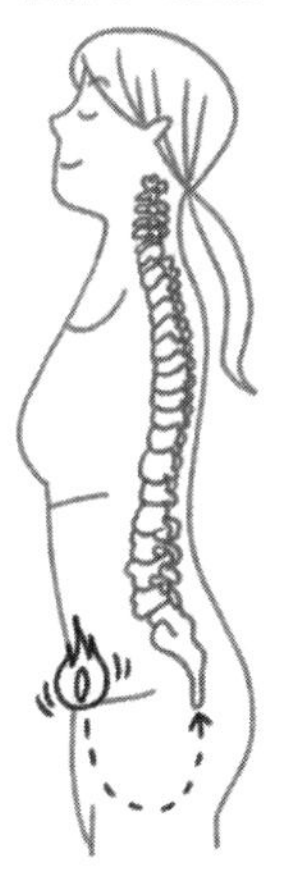

④
吐く息で頭の
てっぺんまで
上げたあと、額、あご、
胸、中丹田を通って下ろす

⑤
吸う息で、中丹田から
お腹を通って、
下丹田まで下げる

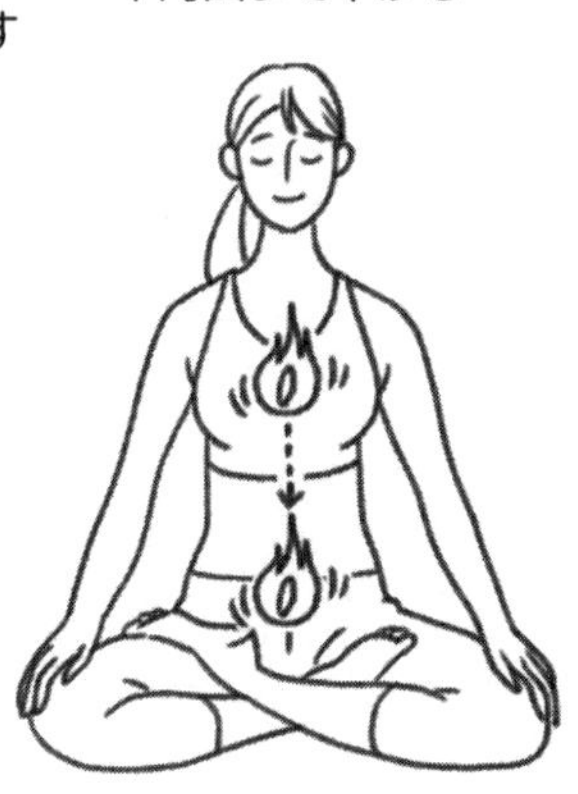

KOU流呼吸法4　心の足かせをとる「浄化呼吸法」

いよいよ心の足かせをとります。浄化は汚れたものをきれいにするという意味があり、まさしく**濁ってしまった感情を呼吸できれいにしていく**のが浄化呼吸法です。

心の足かせは「感情を洗い流す呼吸」によって浄化します。水をイメージして、こめかみから感情を洗い流していきます。側頭部には、偏桃体と呼ばれるアーモンド型の器官があり、この偏桃体が情動反応の制御において重要な役割を担っています。情動反応とは本能的な反応のようなものなので、制御が困難です。「心の足かせ」も情動反応なので制御が難しいのですが、側頭部を意識して、そこから流していくことで心の足かせを消していけるのです。

【浄化呼吸法】

① 心の足かせのせいで前向きに行動できなくなった場面を思い出します。最も心の足かせが強い状態を10として、10段階でどのくらいの強さであるか数値化します。浄化呼

吸法を行なう前の状態を客観的に把握しておくことが目的なので、厳密に考える必要はありません。

② 心の足かせの感覚が残っている状態で目を閉じ、きれいな水が流れているところを想像します。雪解けの水や山奥の源流など「あなたがきれいだと思う水」をイメージしましょう。

③ ②の水を、額の真ん中から取り込んできて両側頭へ流します。イメージしにくい場合は、息を吸うタイミングで両手の指を額の真ん中に置き、そこからこめかみへ動かしてみましょう。

④ 吐く息で、こめかみに溜った水を後方へ流します。川の水が上流から下流に流れるように、心の足かせが剥れて、黒くなった水が頭の後に流れるイメージをしましょう。イメージしにくい場合は、両側頭から後ろに両手を払うようにして動かすと、水を後ろに流す感覚が出せると思います。

⑤ ③④を繰り返す中で、心の足かせによって前向きな行動がとれなくなった場面を思い出し、10段階評価の数値が下がっているか確認しましょう。数値が0になったら終了です。また、④で黒かった水が、繰り返すうちに、だんだんきれいな水に変わっていたら終了のサインです。

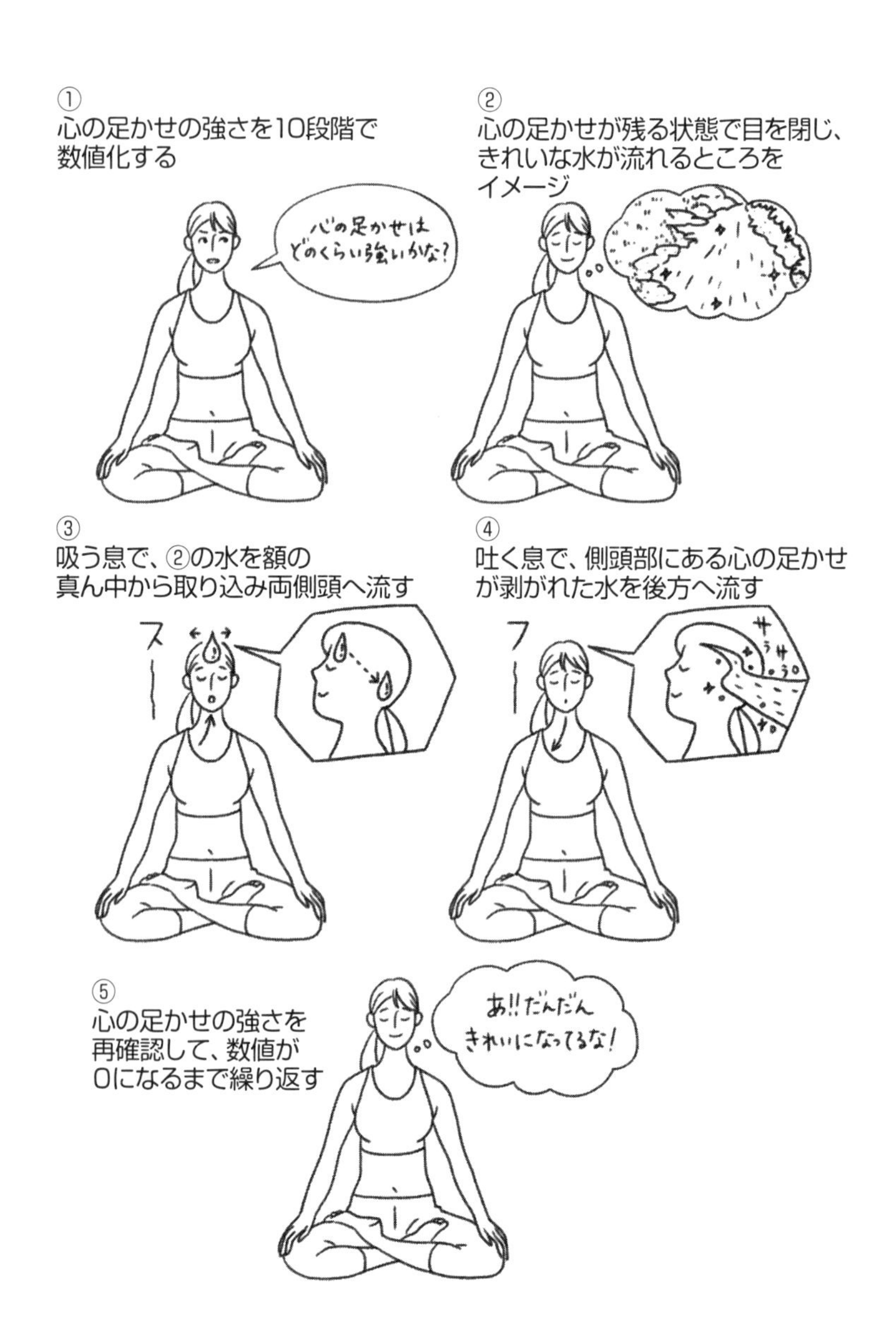
①
心の足かせの強さを10段階で
数値化する
心の足かせは
どのくらい強いかな？
②
心の足かせが残る状態で目を閉じ、
きれいな水が流れるところを
イメージ
③
吸う息で、②の水を額の
真ん中から取り込み両側頭へ流す
スー
④
吐く息で、側頭部にある心の足かせ
が剥がれた水を後方へ流す
フー
サラサラ
⑤
心の足かせの強さを
再確認して、数値が
0になるまで繰り返す
あ!! だんだん
きれいになってるな!

KOU流呼吸法5 過去の教育を消す、さらに強力な「スーパー浄化呼吸法」

次は、浄化呼吸法よりもさらに強力な「スーパー浄化呼吸法」をお伝えしていきます。浄化呼吸法では、「心の足かせ」を浄化しました。「スーパー浄化呼吸法」ではさらに、心の足かせが作り出された場面（多くは幼少期に大人や教師から受けた教育）を浄化して、前向きな行動をとりやすくします。

呼吸を使って潜在意識に入ります。そして、心の足かせが作り出された場面を見つけて浄化していきます。以前紹介した呼吸法のどれか1つできていれば、少し練習すれば誰でもできます。ぜひ楽しんで取り組んでみてください。

【スーパー浄化呼吸法】

① 浄化呼吸法と同様に、心の足かせの状態を10段階で把握しておきます。10が最も心の足かせが強い状態だとして、数値を客観的に把握しておきましょう。

② 目を閉じて「この心の足かせが作り出された場面を見る」と念じます。意識して思い

出そうとすることで、脳はその場面を探しに行ってくれます。

③ 眉間に向けて息を細く長く吐きます。できるだけ最後まで吐ききりましょう。このときとことんリラックスして、体のこわばりを取りましょう。温泉に入り、ふーっとリラックスした状態を思い出すのも有効です。

④ 吐き切った息を、今度は吸います。このときも眉間を意識してください。

⑤ ③④を繰り返し、半分眠るくらいの気持ちで脱力していきましょう。脱力すればするほど効果が高まります。

⑥ しばらく呼吸を続けると、何かしらの物体が見えてくるでしょう。人によっては黒い球や幾何学模様といった、抽象的なシンボルが見えることがあります。これらを浄化しましょう。やり方は、目を閉じたまま「空から降り注がれるきれいな光」をイメージします。色も、光の強さも好きなように想像してください。その光を見えてきたものに注ぎ、光に変えていきます。いくつか出てくることもありますが、すべて光で浄化してください。

いったん①から⑥まで終わったら、心の足かせの強さを、10段階で再確認してみましょう。数値が下がっていれば、スーパー浄化呼吸法が上手にできているので、数値が0になるまで同じ要領で続けましょう。

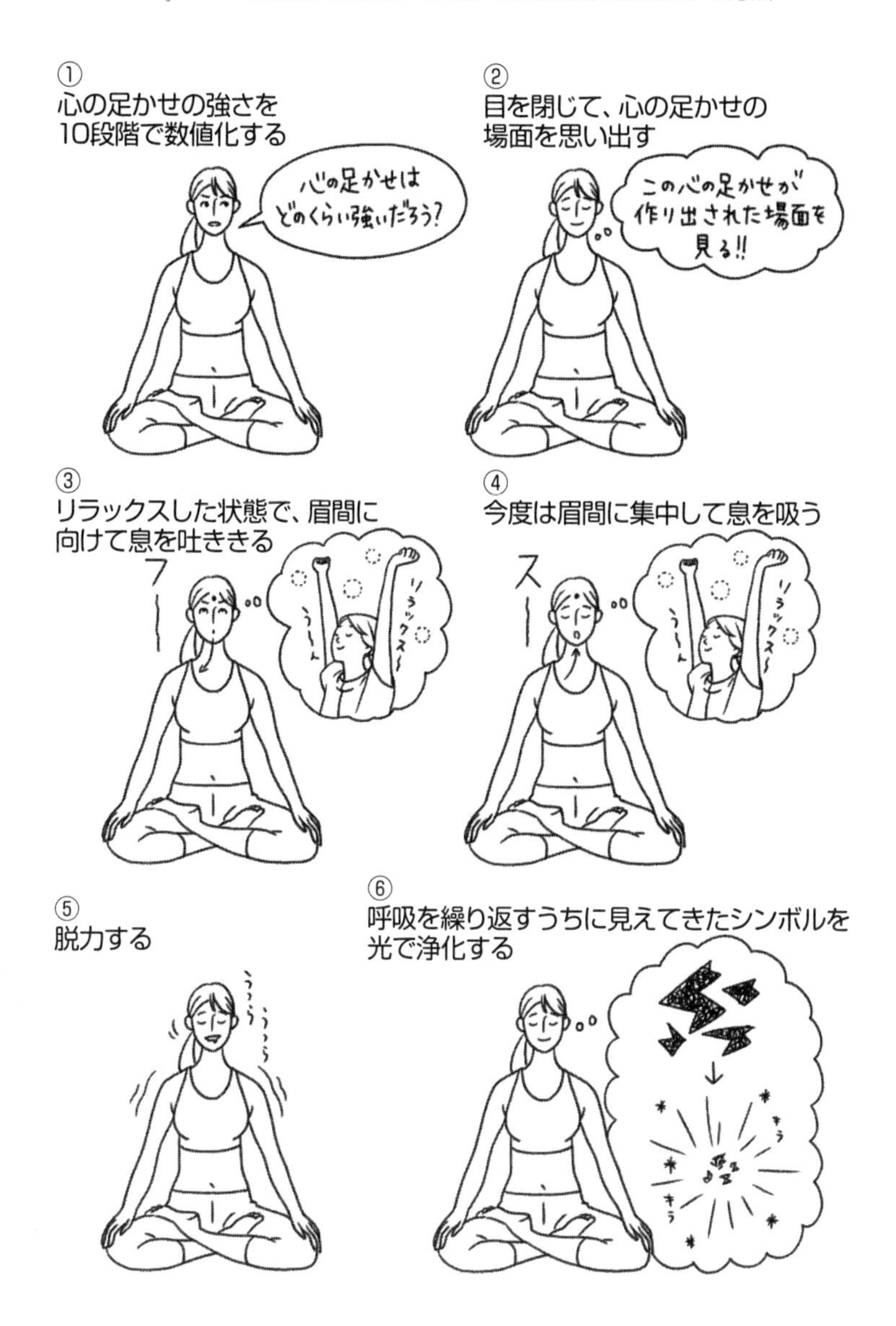
①
心の足かせの強さを
10段階で数値化する
心の足かせは
どのくらい強いだろう?
②
目を閉じて、心の足かせの
場面を思い出す
この心の足かせが
作り出された場面を
見る!!
③
リラックスした状態で、眉間に
向けて息を吐ききる
フ〜
リラックス〜
う〜ん
④
今度は眉間に集中して息を吸う
ス〜
リラックス〜
う〜ん
⑤
脱力する
⑥
呼吸を繰り返すうちに見えてきたシンボルを
光で浄化する

ＫＯＵ流呼吸法６　周りへの影響力が増大する「ＫＯＵ流大周天呼吸法」

伝統的な氣幸に「大周天」という技法があります。小周天を習熟した人が挑む技法で、氣幸の奥義と呼ばれています。自分の体、大地、宇宙、この3つを気でつなげて周天させ、大地や宇宙の恩恵を受けるのです。

現代的な氣幸では周天の方法やスピード、方向はもっと簡単に考えられています。「ＫＯＵ流大周天呼吸法」は、さらに簡単で**機能重視の大周天**をお伝えします。

叶えたい未来を達成するには、周りの人との関係性が非常に大切です。あなたの周りにも未来へ引っ張ってくれる人物がいると思います。彼らの近くにいると心が落ち着き、すべてを受け入れてもらえるように感じるのではないでしょうか。「ＫＯＵ流大周天呼吸法」はこういった人物になるための呼吸法です。

【KOU流大周天呼吸法】

① あなたの叶えたい未来側にいる人を、1人選んでください。
② 目を閉じて、頭の中で①で選んだ人と対面してください。
③ これまで行なってきた吸って吐く動作を繰り返すうちに、目の前の人がどんどん自分に近づイメージをします。体の中に入ってきた瞬間「クルン！」と同じ方向を向き、自分がその人になりきります。どのようなことを考え、どのような生活をしているか、じっくり感じ取ってみたら終了です。

普段の生活で、イメージした人物の思考や行動に近づくまで何度も実践してください。今後出会うべき人とのつながりや、未来側へ引っ張ってくれる人との出会いが生まれやすくなるでしょう。

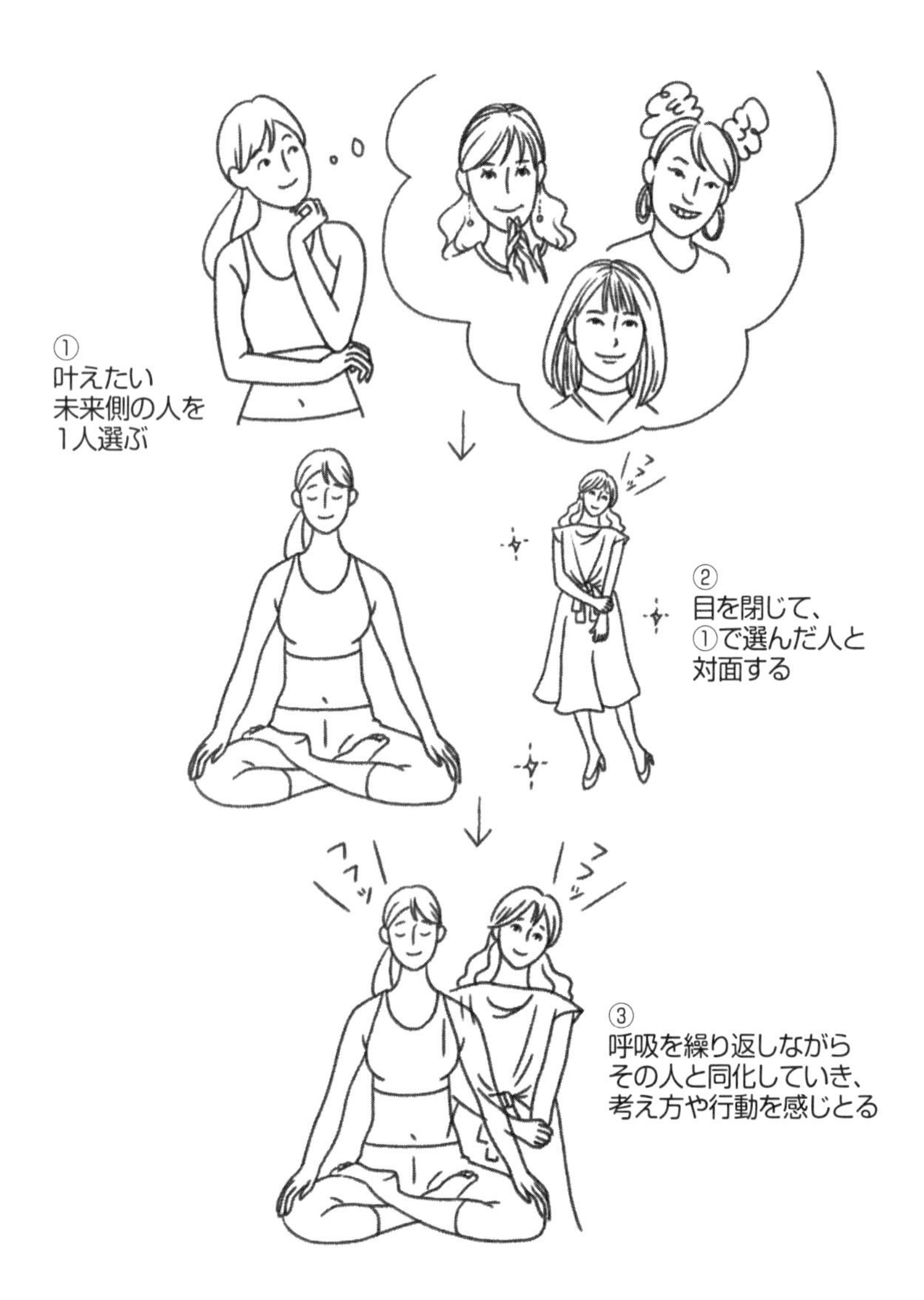
①
叶えたい
未来側の人を
1人選ぶ
②
目を閉じて、
①で選んだ人と
対面する
③
呼吸を繰り返しながら
その人と同化していき、
考え方や行動を感じとる
フフッ
フフッ

ＫＯＵ流呼吸法７　ドーパミンを増やす「ＫＯＵ流クンダリニー呼吸法」

クンダリニーは、私たちの体に宿っている根源的な生体エネルギーを使って、未知なる能力を獲得するための技法です。ヨガの分野で、古来より能力開発を目的に行われ、「クンダリニー覚醒」とも呼ばれます。今回、このクンダリニー覚醒を使った呼吸法を「ＫＯＵ流クンダリニー呼吸法」と呼ぶことにします。小周天や大周天と同様、伝統的なクンダリニー覚醒ではなく、ドーパミンを分泌させるのに必要なエッセンスのみ抽出した、実践しやすいオリジナル呼吸法をお伝えしていきます。

気持ちがよくなると、脳内にドーパミンが放出されるということは第2章で説明しました。ドーパミンは脳幹からＡ-10神経、別名「快楽神経」を介して放出されますが、このとき前頭葉が活性化し、創造性が強化されます。ここで叶えたい未来を想像すると、よりリアルに想像できるのです。つまり叶えたい未来の達成に、非常に効果的というわけです。さっそく「ＫＯＵ流クンダリニー呼吸法」で脳内にドーパミンを放出させましょう。

【KOU流クンダリニー呼吸法】

① 目を閉じ、リラックスして座ります。座ったら、骨盤底筋（内臓を下から支える骨盤の下部にある筋肉のこと）に力を入れ、尿を途中で止めるような動作をします。

② ①の後すぐに、骨盤底筋の力を抜きます。

③ 口から細く長い息を吐きながら、①②の動作「力を入れて、すぐに緩める」を素早く行います。1秒間に1回を目安に、息を吐き切る間、繰り返しましょう。

④ 息を吐き切ったら、吸う息で肛門を締めます。尾骨、仙骨、背骨と気が上っていきます。頭まで上り、額に流れるところをイメージします。このとき、頭の中にはドーパミンが放出されています。

⑤ 頭の中にどんどんドーパミンが増えていくところをイメージしながら、③④を繰り返してください。ドーパミンが増えれば増えるほど、快感も増していきます。

⑥ 最高に気持ちのよい状態で、あなたの叶えたい未来を想像します。慣れてくると、叶えたい未来を想像しただけで、気持ちのよい感覚が蘇ってくるようになります。

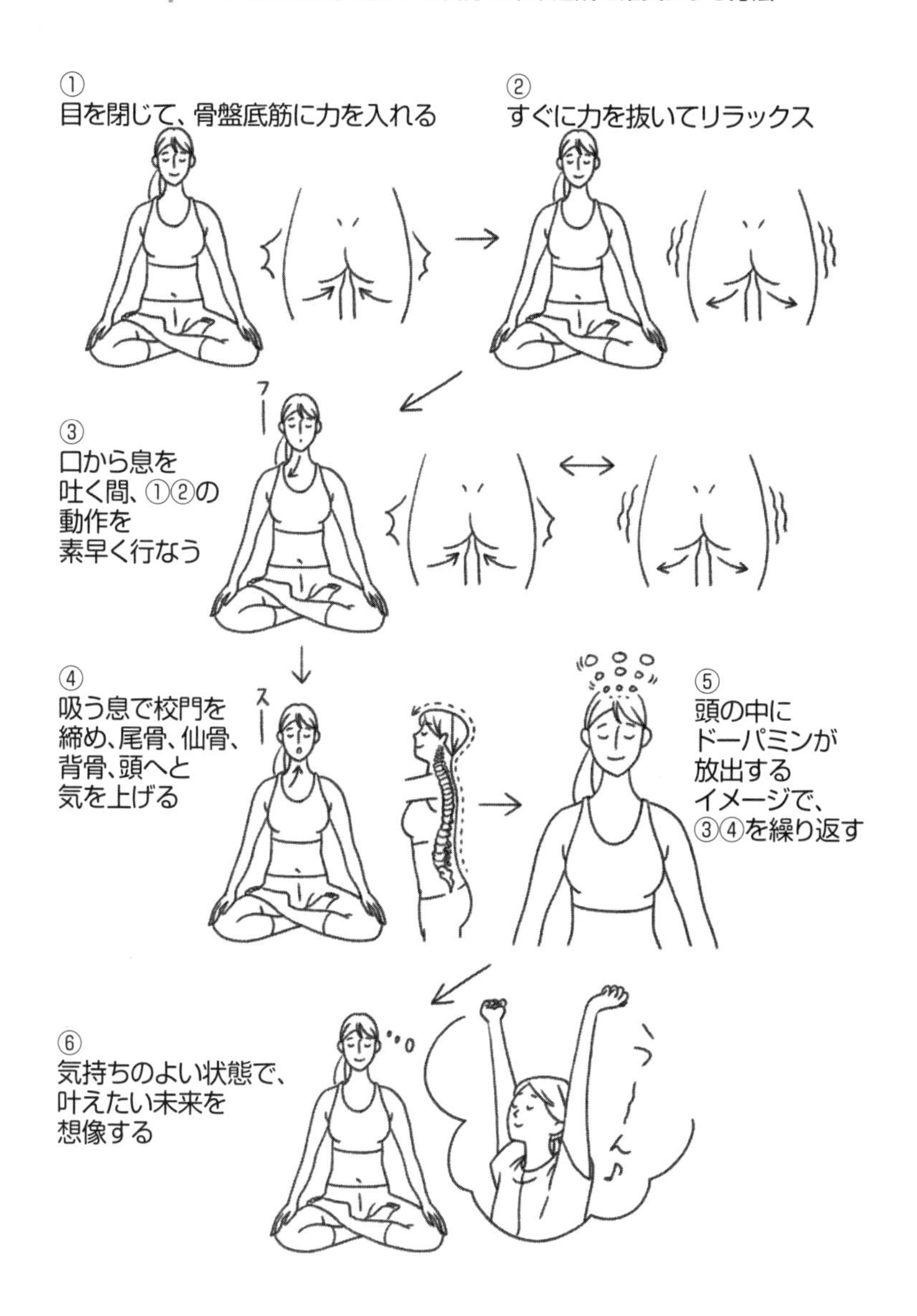
①
目を閉じて、骨盤底筋に力を入れる
②
すぐに力を抜いてリラックス
フー
③
口から息を
吐く間、①②の
動作を
素早く行なう
④
吸う息で校門を
締め、尾骨、仙骨、
背骨、頭へと
気を上げる
スー
⑤
頭の中に
ドーパミンが
放出する
イメージで、
③④を繰り返す
⑥
気持ちのよい状態で、
叶えたい未来を
想像する
うーん♪

ＫＯＵ流呼吸法おまけ　さまざまな周天呼吸法

ここからお伝えする内容は、私が気のコントロールを習得する際に行なっていた周天方法です。気のコントロールをもっと上達させたい方は、ぜひ挑戦してみてください。

【指周天呼吸法　片手】

①利き手の親指と人差し指をつけて輪を作ります。
②吐く息で気を左回転、吸う息で右回転させます。回転と呼吸は連動させる必要はなく、1回の呼吸で何回転させてもよいです。
③親指と人指し指ができたら、親指と中指、親指と薬指など全部の指で輪を作って気を回転させせましょう。

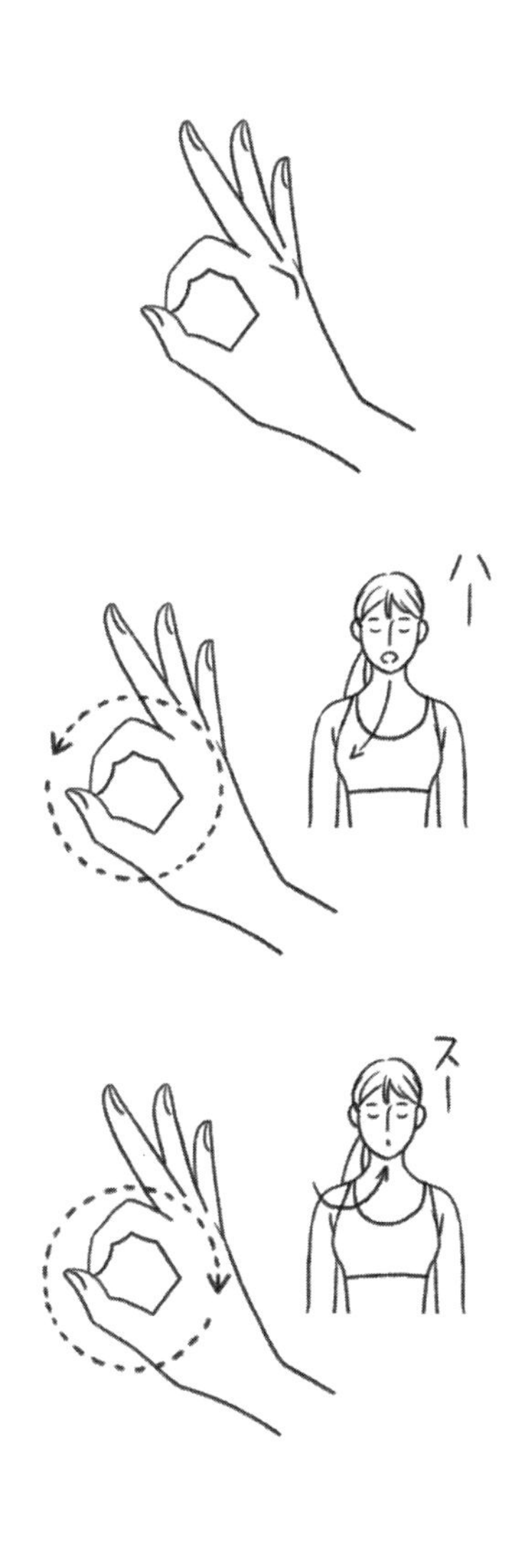

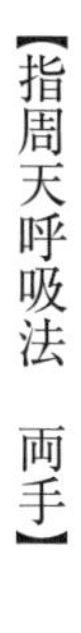

【指周天呼吸法　両手】

① 左右の親指どうし、人差し指どうしをつけて大きな輪を作ります。

② 片手で行ったときと同様に、吐く息で気を左回転、吸う息で右回転します。１回の呼吸で何回転させてもよいです。

③ 両手の場合も、気の周天に慣れてきたら中指、薬指、小指と全部の指で輪を作って気を回転させましょう。

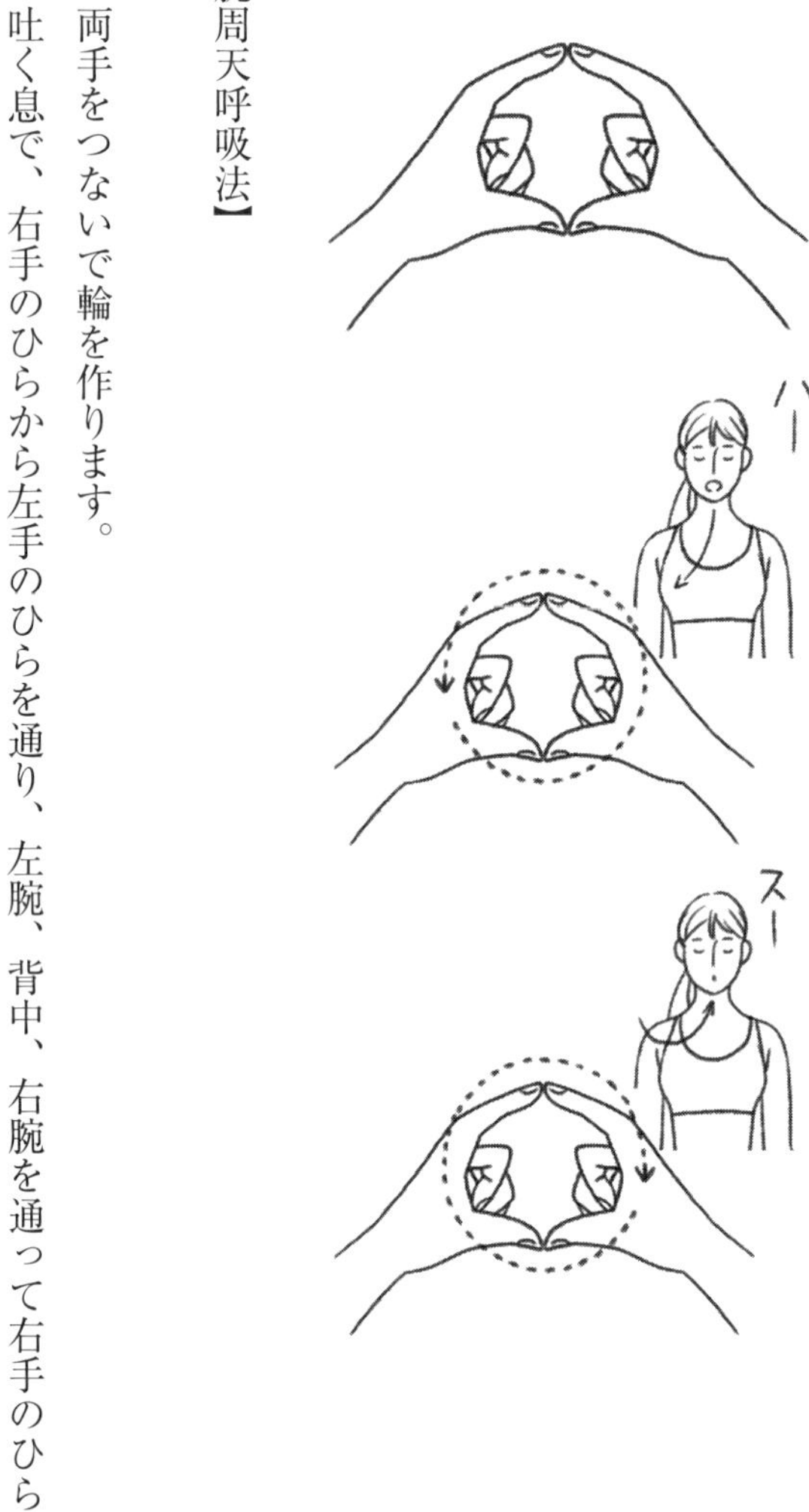

【腕周天呼吸法】

① 両手をつないで輪を作ります。

② 吐く息で、右手のひらから左手のひらを通り、左腕、背中、右腕を通って右手のひらに戻ってきます。吸う息でこのルートの逆回りをし、周天します。

③ 慣れてきたら逆回しをしたり、回転数を変化させたり、熱感を作り出したり、さまざまな気の周天に挑戦してみましょう。

【足周天呼吸法】

① 両足を肩幅に開きます。
② 吸う息で右足裏から気を取り入れ、お腹まで上げます。
③ 吐く息でお腹から左足を通り、左足の裏から気を出します。

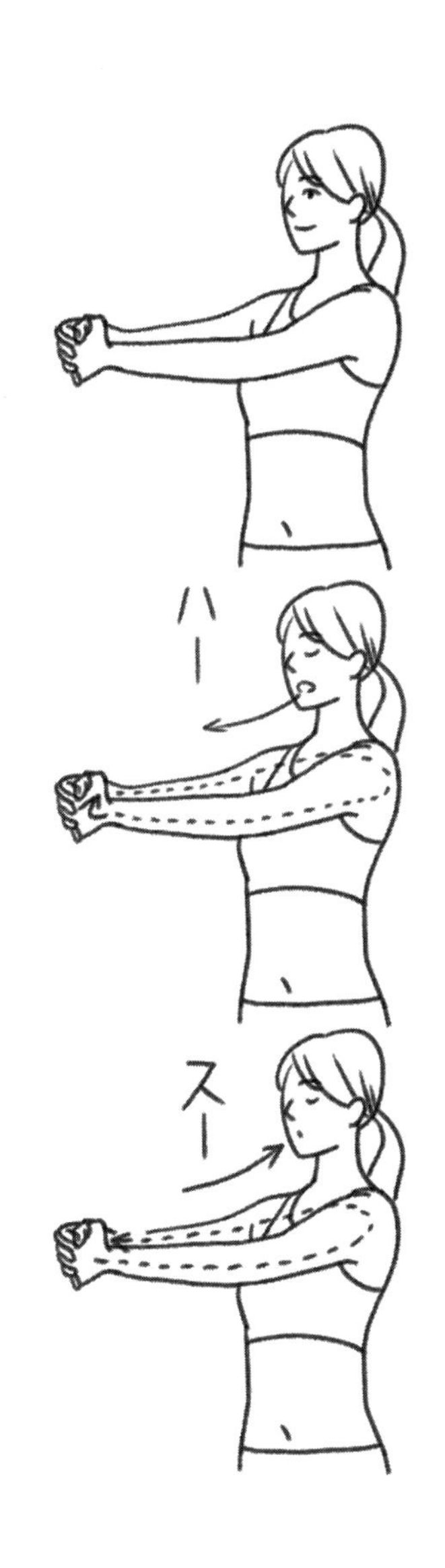

④　次の呼吸で、左足裏から気を取り入れてお腹まで上げ、吐く息でお腹から右足を通り右足の裏から出します。

⑤　②～④を呼吸とともに続けます。足周天も慣れたら、いろいろ変化させてみましょう。最終的に、すべての部位で周天させられるように、気を自在に操ることができます。

足の親指、人差し指、中指、薬指、小指と順に気を動かしてみると、非常に面白い気づきがあります。私たちは普段、足の指にここまで細かく意識を向けていないので、「**あっ、この指意識できていない**」と、**気を動かすのに必要な発見**ができるでしょう。

自分の体を知り、意識した部位へ気を移せるようになると、体がよい状態に変化していきます。体と心は密接につながっているので、心も変化していくでしょう。

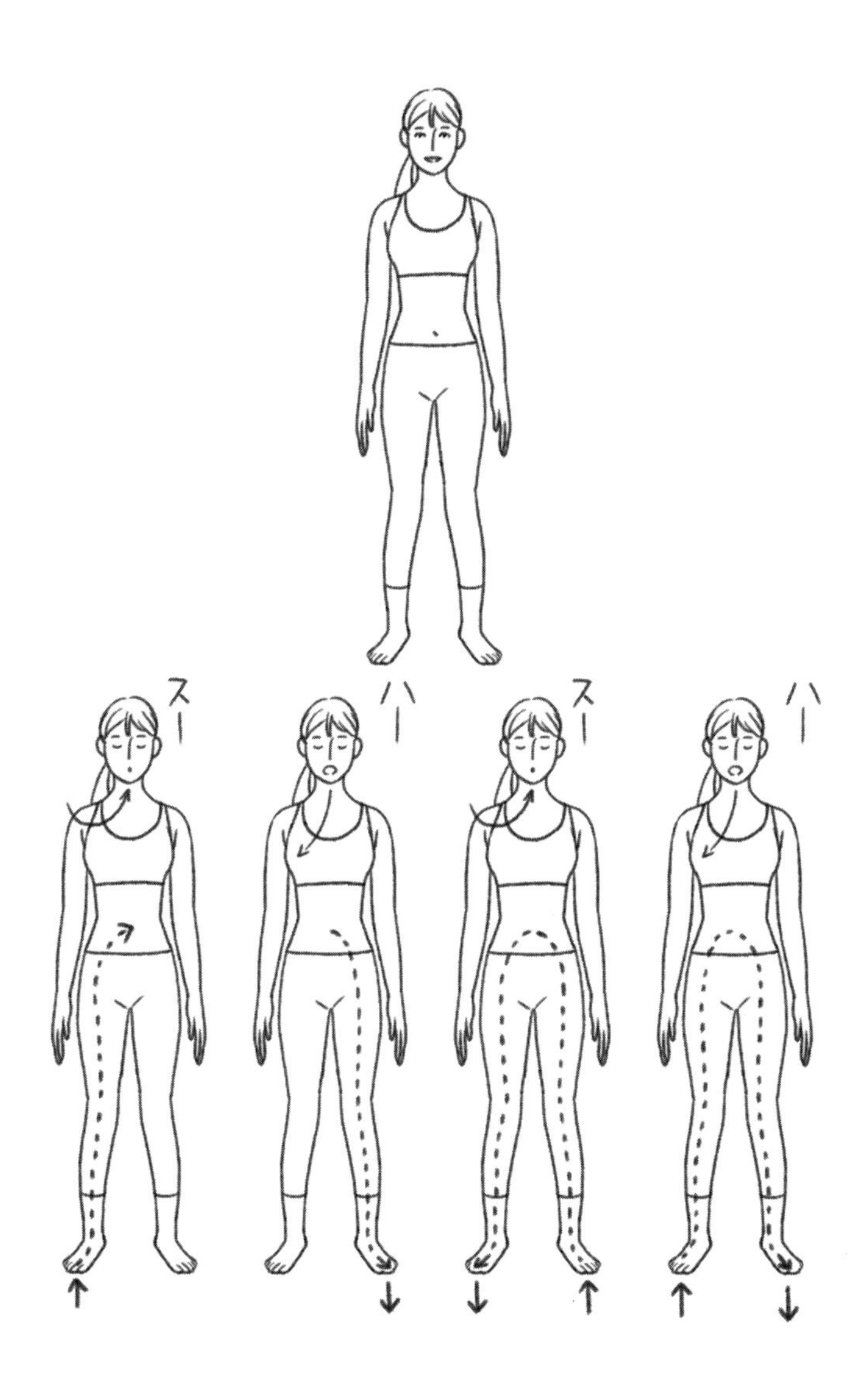
スー
ハー
スー
ハー

第4章のまとめ

・呼吸には、私たちの心と身体を変える大きな力が秘められている
・「気」とは「意識」、もしくは「意識」に非常に近い存在
・意識できれば気は操作可能
・叶えたい未来を達成するためには、周りとの関係性が非常に大切
・呼吸法は「脳の筋トレ」
・意識できていない体の部位があることに気がつくと、上達する

第5章

叶えたい未来達成の可能性を高める生活習慣

朝一番に考えることで人生が決まる

最終章では、普段の生活で意識してほしいことをお伝えしていきます。日々の過ごし方によっては、せっかく叶えたい未来が達成されやすくなっている状態を、台無しにしてしまう可能性だってあるのです。逆にちょっとした心がけで何倍も達成しやすくなります。ぜひ最後まで読み、実践してみてください。すべて実践する必要はありません。気に入ったものだけでも十分効果を実感できるはずです。

朝目覚めたとき、あなたが最初に考えることは何ですか？　朝一番に考えることは、夜寝る前に考えていたことだと気づいていたりしませんか？

寝る直前の思考がそのまま眠りの中に引き継がれますから、ネガティブなことを考えて寝ると、朝までネガティブな感情になっていることがあります。逆に寝る直前にポジティブなことを考えて寝ると、朝起きて「今日も1日楽しむぞ！」とポジティブな感情が湧くとともに、体もスッキリと元気なことが多いものです。

私のクライアントであるS社長の例で説明します。S社長が経営している会社は、従業員数名と小規模であり、営業から販売まですべてのことを社長自ら回しています。この会社の売上が毎年じわじわ下がっていたところでコンサルの依頼を受け、定期的に経営を見させてもらいました。じっくりとお話をうかがったところ、経営の現状や企画等に問題はありませんでした。こんなに素晴らしい経営手腕をお持ちなのに、なぜ売上が伸び悩んでいるのだろうと思ったほどです。

「うちの会社大丈夫かな？」「もっと違うことに着手すべきじゃないかな？」コンサル日以外も、このような不安の電話をいただくことがありました。それは決まって午前中でした。その後、社長からの連絡頻度は次第に高くなり、頭痛もひどいとのことでした。

ある朝、また不安の電話をいただき、コンサル日ではありませんでしたが訪問しました。そして、S社長の1日の行動をヒアリングしてみたところ、帰宅してから寝るまでの行動に問題があることに気がつきました。夕食と入浴を済ませ、あとは寝るだけになると、書斎にこもって翌日の準備をすることがS社長の日課でした。問題は、S社長の「思考のクセ」と「就寝前」にあったのです。

彼は、夜に日報を確認して翌日の指示をまとめるのが習慣でした。その内容のほとんどが従業員への改善指示と、現状から予想される売上の落ち込みについてでした。S社長は最悪のケースを考えることで、不安を解消しようとする傾向がありました。それらをまとめ終えると就寝していたので、**寝ている間もずっと最悪のケースを考え続ける状況にあっ**

たと予想されます。私たちは寝る直前に考えたことを、そのまま睡眠中に考えます。それは起床後に影響されるので、S社長はきまって、午前中に不安の電話をかけてきたのでしょう。

この状況を確認した私は、2つの提案をしました。

1つめは、従業員とともに改善点や、目標を考え、月1で確認してすること。こうすることで、全員で明確になった理想の状態へ進むことができます。

2つめは、最悪のケースを考えたら、最高のケースも考えること。最悪のケースではなく、理想の状態を睡眠中に繰り返し考えることを狙いました。結果として、S社長から今までのような経営の不安が消え、少しずつ売上が戻り、上昇傾向に転じることができたのです。

夜寝る前に考えていることはとても重要であることがわかっていただけたと思います。ここで、タイトルが「朝一番に考えることで人生が決まる」なのに、書いているのは「夜の思考」だと気づかれた方はさすがです。朝一の思考で1日が作られますが、そのもとは夜寝る前に考えたことです。

「私日報なんて読まないから関係ないわ」という方もちょっと振り返ってみてください。ベッドの中でイヤな出来事を考えながら眠りにつく人、寝る前の一日の反省が日課になっている人は案外多いものです。「朝の大切さ」はあちこちで説かれていますが、実は「夜」こそ大切なのだとこれまでの経験から確信しています。

さて、就寝前に考える内容について、私のオススメは**叶えたい未来が叶った場面**です。夜寝る前に、叶って喜んでいる自分の姿をできる限りリアルに想像し、最高によい気分になって眠りについてほしいのです。

こうすることで脳は、「叶えたい未来が達成するイメージトレーニング」をあなたが寝ている間に自動的に行ってくれるのです。これほど楽に、効果的にイメージトレーニングできる方法があるでしょうか。

叶えたい未来をイメージしにくいときはノートを用意して「言語化」してみましょう。「青い空、透き通るほど透明な海に囲まれた南の島で、私はサマーベッドでゆったりとくつろぎ読書をしている」など、できるだけ状況を詳しく書き出しましょう。この内容を口に出して何度か読むとイメージが膨らんできます。誰にも遠慮せずワクワクし、最高の気分でベッドに入りましょう。

夢を叶える筋トレ習慣

あなたは「筋トレ」と聞くと何をイメージしますか?

「めんどうくさい」

「続いたことがない」

「マッチョになっちゃうんじゃないの?」

実は、筋トレは脳を鍛える効果があることが、近年明らかになってきました。筋トレをすると、脳由来神経栄養因子「BDNF」の放出が促されます。これが脳の神経細胞を増やし、脳内の情報伝達をスムーズにしてくれるので記憶力や学習能力が上がります。

これだけでも、叶えたい未来を達成するために役立つことがわかりますが、私が筋トレをオススメする理由はドーパミンにあります。**あらかじめ決めておいた回数の筋トレをこなせば達成感を得られ、ドーパミンが分泌されるのです。**ぜひ筋トレを習慣化してほしいものです。

私は、筋トレをするタイミングも重視しています。オススメは「朝」です。**筋トレをするとドーパミンやセロトニンが分泌され、1日快適に過ごしやすくなる**からです。朝の早い段階がよいでしょう。少し早起きして筋トレを習慣化してみませんか。

しかし筋トレの習慣に抵抗を感じる人も多いでしょう。ご安心ください。誰でも簡単にできるものを紹介していきます。

私が提案する夢トレ（夢を叶える筋トレ）はシンプルです。トレーニング器具は一切使わず、自分の体重を利用し、自宅でできる方法です。

しかも毎日全部やるのではなく、1部位ずつやっていくのです。これならできそうですよね。

筋肉は壊れてから修復されると、以前より発達します。筋トレをすると次の日以降その部位に張りや痛みが出て、その違和感がなくなれば修復されたと判断します。修復されるまでには時間がかかりますが、この期間は別の筋肉を鍛えたほうが効率的なのです。

ここでは、大胸筋、広背筋、太もも、腹筋を鍛えるトレーニングをご紹介します。

大胸筋を鍛えるトレーニング

誰でも一度はやったことがある腕立て伏せ、「プッシュアップ」です。動作の参考にイラストも合わせてご覧ください。

①　腕を肩幅よりやや大きく広げて、指先を上側にして手を床につきます。
②　両足は肩幅よりも狭く、真っ直ぐにしてつま先で支えます。
③　肘を曲げて体を下ろしていきます。このとき胸が床につくまで下ろす意識で、肘を曲げていきましょう。
④　下ろせるところまでいったら肘を伸ばして体を上げていきます。

10回×3セット、インターバル30秒で行います。
回数やセットは自分で調整しましょう。キツいときは膝を床についてみましょう。

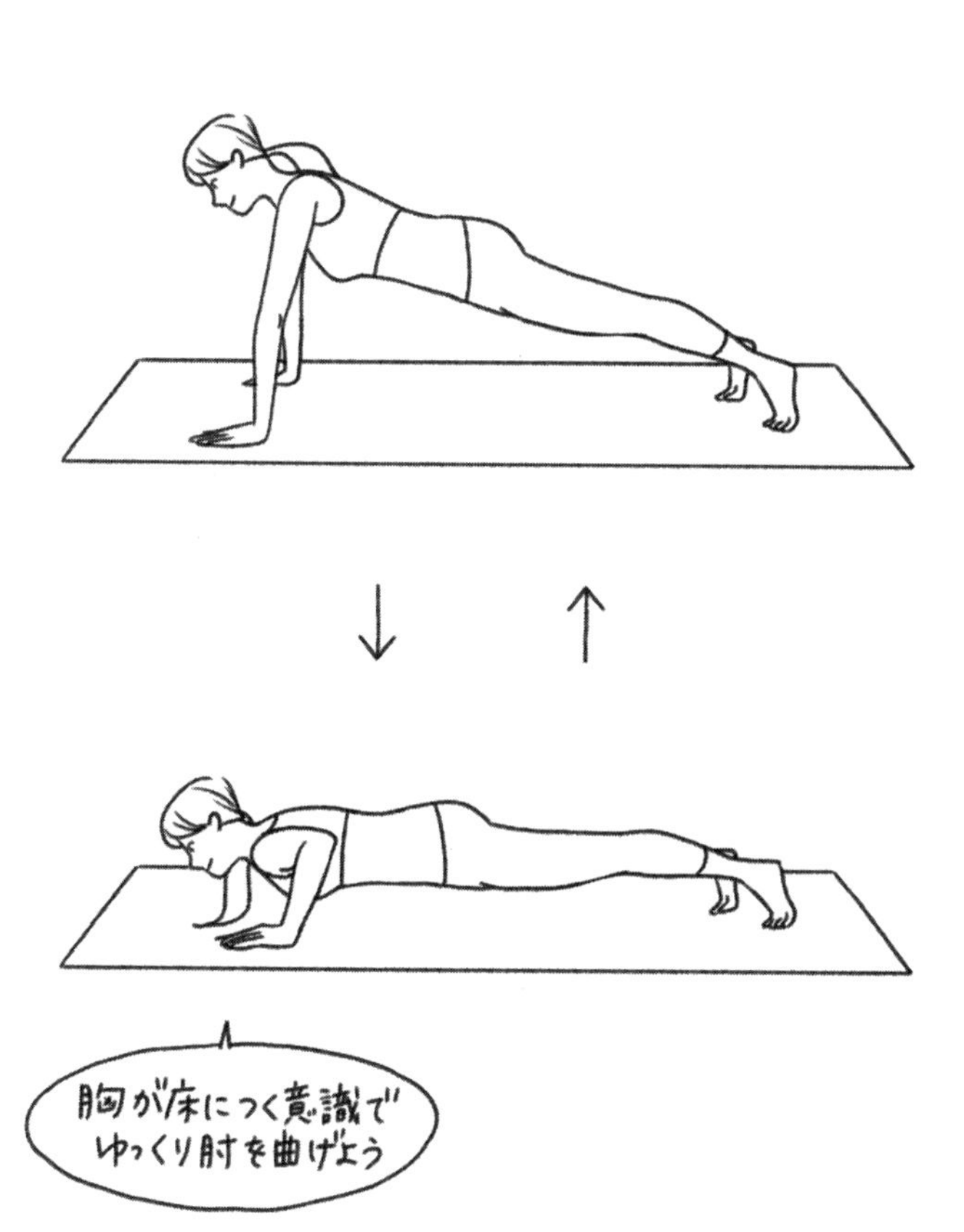
プッシュアップ
胸が床につく意識で
ゆっくり肘を曲げよう

広背筋を鍛えるトレーニング

広背筋の筋トレといえば懸垂が一般的ですが、慣れない方にはだいぶ過酷です。そこで負荷が少ない「リバース・エルボー・プッシュアップ」を紹介します。

①　仰向けに寝ます。膝は曲げても伸ばしてもどちらでも構いません。
②　肘を曲げて体の側面につけます。このとき、肩甲骨が近づくように肩をすぼめます。
③　肘を支点にして上体を起こします。上半身を持ち上げるとき、肩甲骨を寄せながら上げることがポイントです。肩甲骨を寄せると、広背筋を使うことができます。背中の力だけで上がるのが難しいときは腹筋の力も使いましょう。上体を起こしたら、元の位置へゆっくりと戻します。

10回×3セット、インターバル30秒で行います。

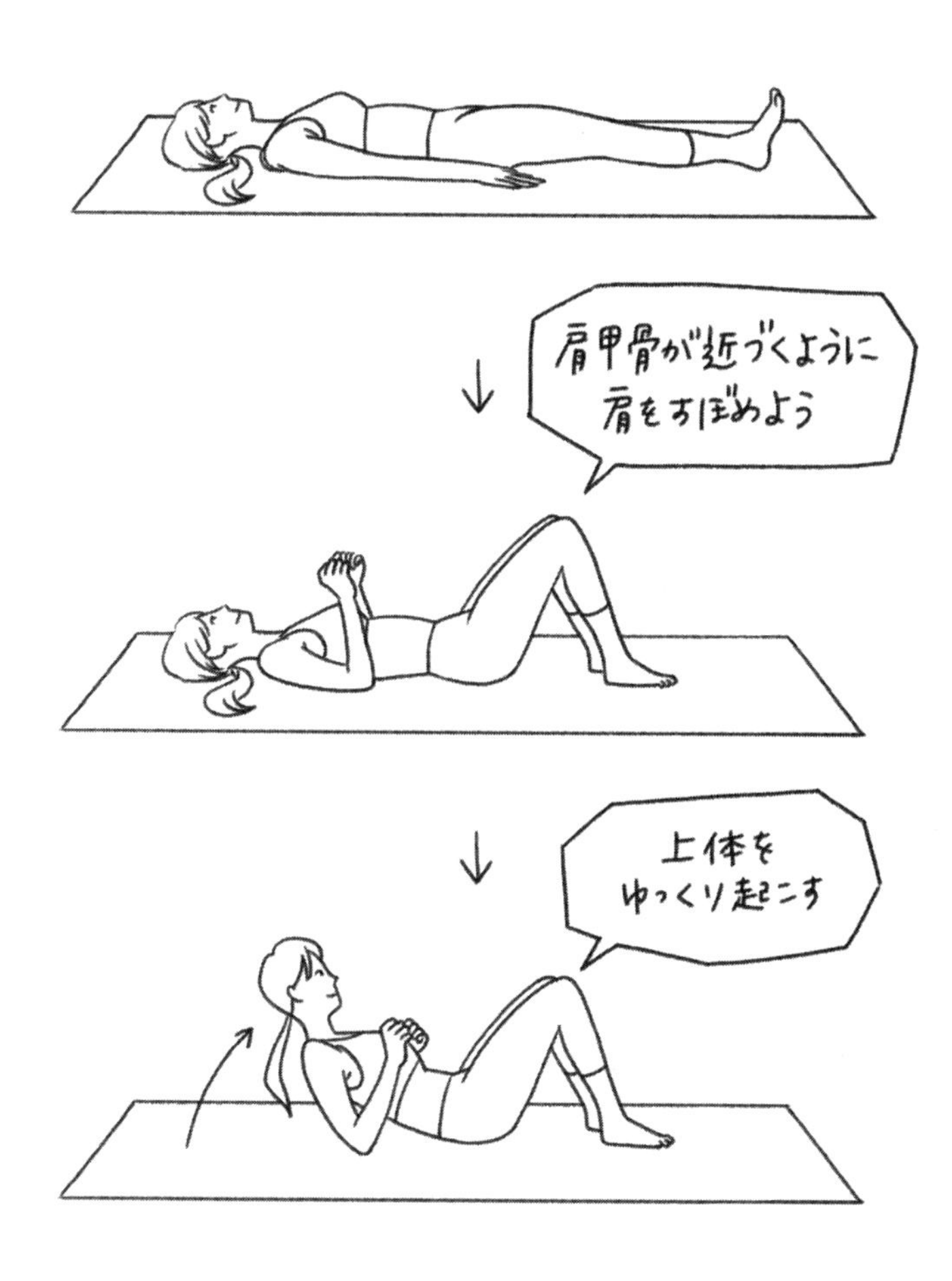
リバースエルボープッシュアップ
肩甲骨が近づくように
肩をすぼめよう
上体を
ゆっくり起こす

太ももを鍛えるトレーニング

太ももを鍛えるトレーニングは「スクワット」です。スクワットで鍛えられる筋肉は太ももの前側にある大腿四頭筋、太ももの後ろ側にあるハムストリングス、おしりの筋肉である大殿筋です。

① 足を肩幅に広げて立ちます。

② 床と太ももが並行になるまで膝を曲げます。このとき膝がつま先よりも前に出ないように注意しながら、お尻を下ろしていきましょう。

③ 太ももが床と平行になったらゆっくり上体をもとに戻します。①の状態まで戻さず、太ももに負荷がかかった状態を維持すると効果が増します。

この動作も10回×3セット、インターバル30秒行いましょう。
もし余裕があるのでしたら回数やセット数を増やしてみましょう。

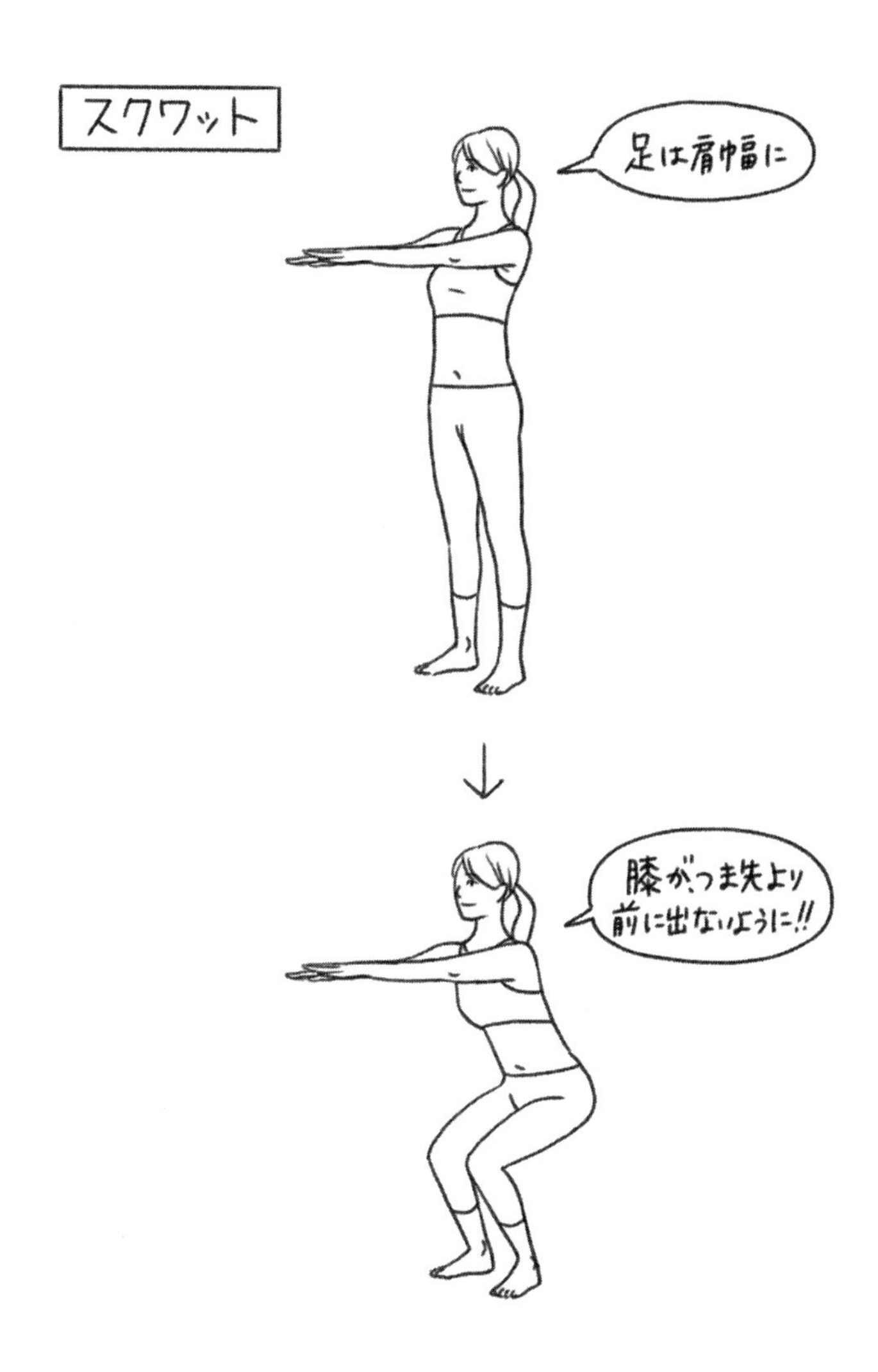
スクワット
足は肩幅に
膝がつま先より
前に出ないように!!

腹筋を鍛えるトレーニング

お腹を鍛える自重トレーニング（ダンベルやマシンを使わず自分の体重で負荷をかけるトレーニング）のうち、筋トレに慣れていない方でも比較的やりやすいものをご紹介します。腹筋はお腹の正面だけではなくサイドにもあり、両方鍛えることで体幹が安定します。そこで、正面と側面を鍛える2種類のトレーニングを紹介しますので、ぜひやってみましょう。

1つめは、下腹にある腹直筋下部を鍛える「レッグレイズ」です。

① 床に仰向けに寝ます。両腕は体の横に置きましょう。
② 両足をつけてゆっくり上げます。上げられるところまで上げたら、10秒キープします。
③ ゆっくりと下げていき床につかないギリギリのところで止めます。

10回×3セット、インターバル30秒行います。
もし余裕があるのでしたら回数やセット数を増やしてみましょう。

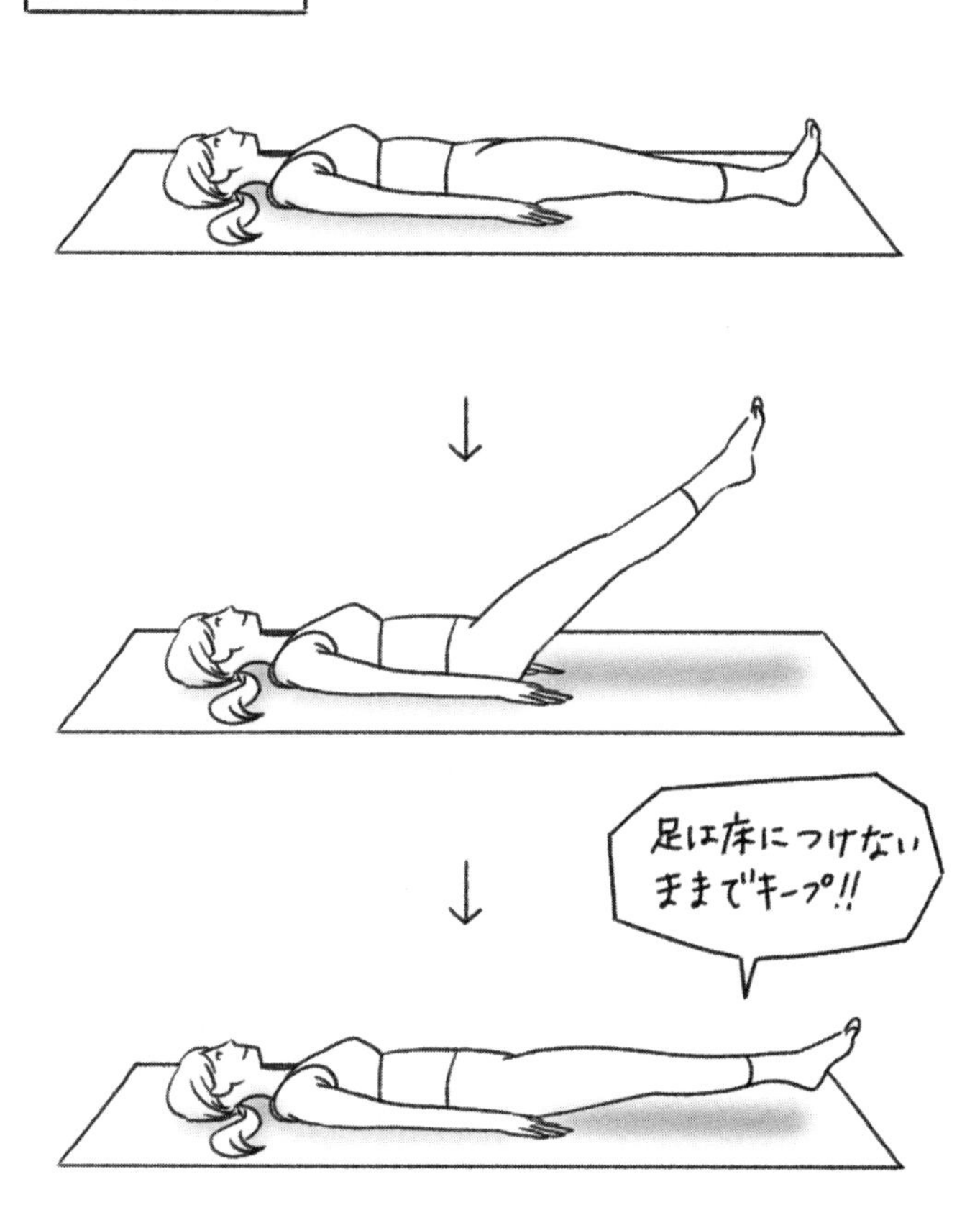
レッグレイズ
足は床につけない
ままでキープ!!

2つめは、脇腹にある腹斜筋や中臀筋を鍛える「サイドプランク」です。

①　右半身を下にして横になります。両足は伸ばして重ねておきます。

②　右前腕と右足先を床につけて体を支えたまま、体を浮かせます。

　頭、肩、腰、踵が一直線になるように姿勢を整えます。

③　床から浮かせた状態で10秒〜30秒キープします。

④　今度は左半身を下にして、②〜④を同じように行います。

左右3セットを目安に行います。

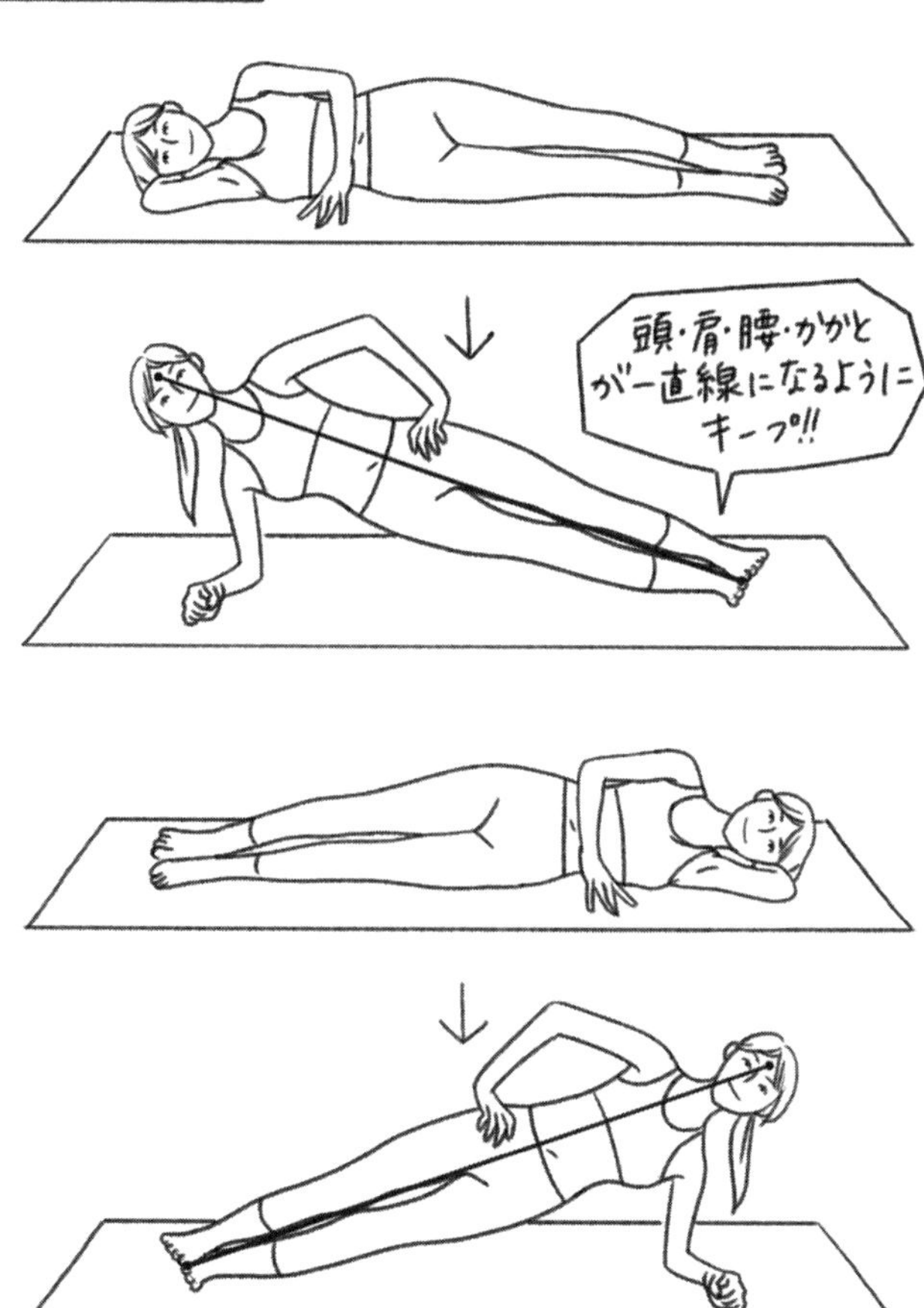
サイドプランク
頭・肩・腰・かかとが一直線になるようにキープ!!

コンフォートゾーンの外側、ストレッチゾーンが行動を加速する

普段の生活で居心地のよい状態を「コンフォートゾーン」といいます。コンフォートゾーンは基本的に、毎日同じ行動をしていて、状況慣れしている場面です。このコンフォートゾーンにいると叶えたい未来が達成しにくくなります。

例えば、出社していつもと同じ仕事をこなす、同じ顔ぶれとコミュニケーションをとる、行きつけの定食屋で昼食、公共交通機関で目的地へ向かう。そこで、**現状のコンフォートゾーンではなく少しストレスを感じる「ストレッチゾーン」で活動してみましょう。**先ほどの例でいうと

・出社していつもと同じ仕事をこなす

↓　外部の会社へ出向してプロジェクトをリードする

・同じ顔ぶれとコミュニケーションをとる

↓　異業種の人たちと定期的に交流する

・行きつけの定食屋で昼食をとる

↓　会員制のラウンジでランチミーティングをする

・公共交通機関で目的地へ向かう
↓自家用車で目的地へ向かう

いつもの居心地のよい状態ではなく、少し緊張がある状態です。私たちは**少し緊張感があるほうが、より高いパフォーマンスが発揮できるのです**。ストレッチゾーンで叶えたい未来に向けて行動することで、達成までの道のりが加速します。

ここで注意していただきたいのは、強い緊張状態、強いストレス状態に行ってしまうことです。この状態は「パニックゾーン」といい、文字どおりパニックに陥り叶えたい未来の達成への行動が止まってしまいます。少しストレスのかかったストレッチゾーンで行動することを心がけましょう。

人間関係を良好にするコツは、会う機会を増やしコミュニケーションをとること

叶えたい未来の達成に向けて行動をするうえで、人間関係は大切です。自分ひとりで達成することなどまず無理でしょう。ですから人間関係は常に良好にしておきたいものです。叶えたい未来を達成するための方法を教えてもらったり、手伝ってもらったりする機会にも恵まれます。あなたは誰とでも仲良くできますか？ そうであればこの先もたくさんの

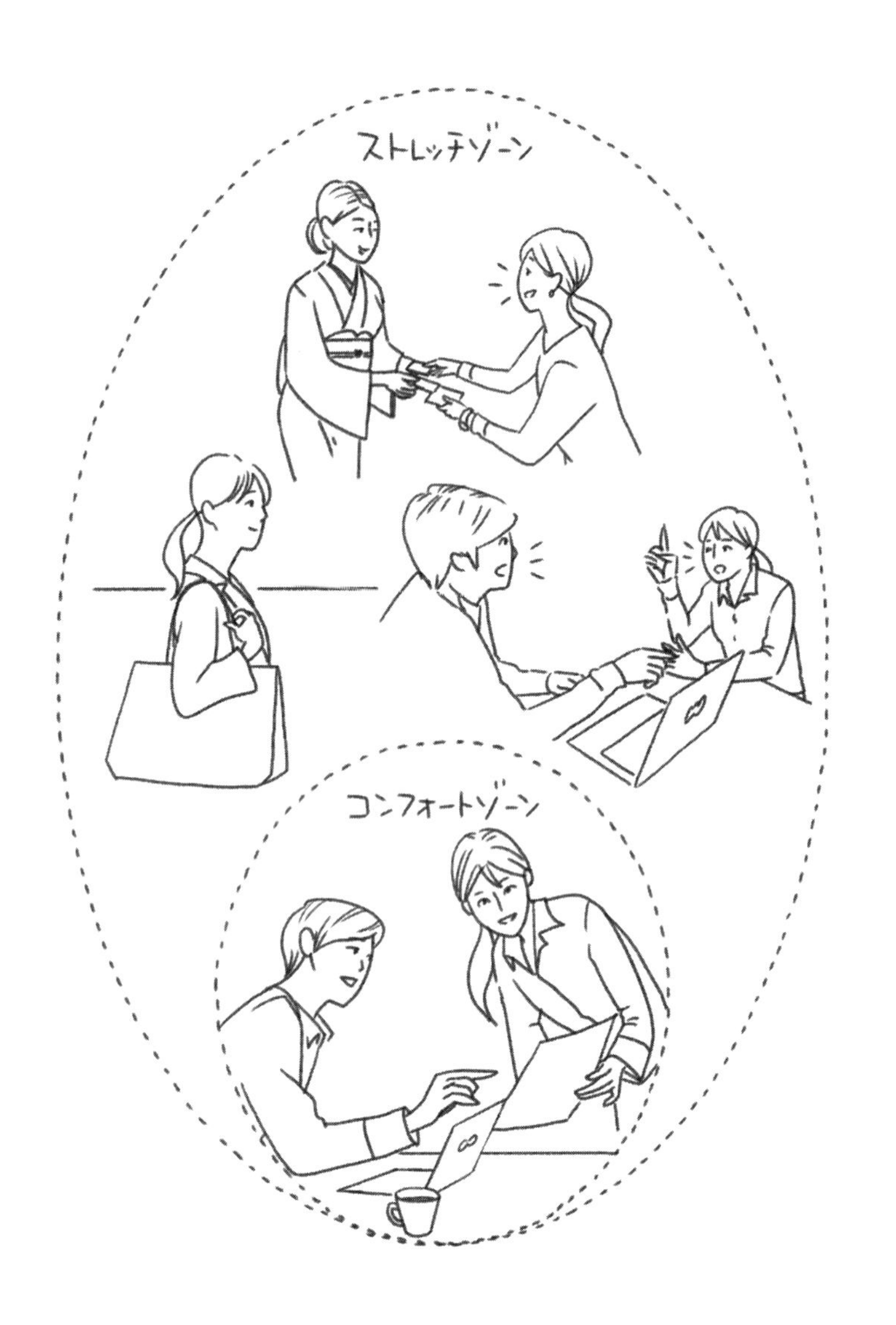
ストレッチゾーン
コンフォートゾーン

人と仲良くなり、叶えたい未来の達成へのコネクションを増やしていくとよいでしょう。

人間関係で「あの人のことが嫌い」「あの人とは相性が悪い」という判断は、第一印象で行われることがほとんどです。話もきちんとしていないうちに好き嫌いが決まっているのです。

これは**扁桃体という原始的な脳が好き嫌いを瞬時に判断するから**です。好きと判断した人には近づこう、嫌いと判断した人は回避しようとします。初対面が大切だと言われるのもこの脳の仕組みがあるからです。

でも、考えてみてください。あなたの人付き合いは、好きか嫌いかがすべてでしょうか？　好きでも嫌いでもない「普通」という人も存在するのではないでしょうか？

第一印象が悪くても「話をしてみたらこの人いいかも？」と思えることがあると思います。コミュニケーションの機会が増えるにつれてその人を好きになっていったり、少なくとも「普通」の存在になっていったりした経験は誰にでもあるでしょう。

コミュニケーションをとらなくても接触回数が多いほど好意度が高まることもあるようです。アメリカの心理学者ロバート・ザイアンスが論文で発表し、「単純接触効果」として知られていきます。

付き合う人によって本当に現状が変わるのか、これは間違いなく変わります。

あなたが叶えたい未来へ絶対に歩んでいきたいのであれば、コンフォートゾーンの人たちとの付き合いだけでなく叶えたい未来側で活躍している人とのつながりを積極的に作っていくことです。あなたの叶えたい未来の達成に適切な助言がでる人たちです。

もし今そのような人が身近にいなくても、行動するうちに出会う機会が増えてきます。初対面で好き嫌いを判断せず、じっくりお付き合いしていくことを考えてみましょう。

好きな著者のセミナーへ行き、メンターになってもらう

叶えたい未来側で活躍している人に積極的に出会う方法があります。それはメンターとつながることです。**メンターとは、あなたの叶えたい未来が達成できるように指導してくれる人のことです**。あなたと相性のよい人でなければ、もちろん付き合いは長続きしません。ときには厳しく指導していただくこともあるかもしれませんので、メンターはあなたが心から尊敬できる人を選ぶとよいでしょう。では、あなたと相性がよくて尊敬できるメンターは、どこにいるでしょう?

最近出版された本、ブログ記事、YouTubeの配信から探してみましょう。そしてその人がセミナーを開催していないか調べ、セミナー後の2次会など直接会って話をする機会

を作れると、その人のことがさらにわかります。名刺交換をすれば覚えてもらいやすくなるでしょう。翌日にお礼を兼ねて、メンターになってもらえないかメールでお願いしてみましょう。（翌日が難しくてもなるべく日を空けないことが大切です）。まったく面識がない状態より話を聞いてもらえるチャンスは高まります。一度で了承をもらえない場合は、何度か会う機会を作り交流を深めていきましょう。

それだけでも叶えたい未来側の情報が入ってきますので、あなたにとって損はないはずです。

メンターになりそうな人がすでにコーチやコンサルなどのサービスを展開しているのでしたら話が早いでしょう。何度かメールや電話でやりとりしてみて、あなたのことを真剣に考えてくれるとわかれば、サービスに申し込んでみてもよいのではないでしょうか。メールで質問を投げてみたときのレスポンスの早さや返答の内容で、だいたいの人となりがわかります。

私がインターネットを使った事業のメンターを探していたとき、候補者3人に同じ内容のメールを送りました。A、B、Cの3人とするとAさんは当日、Bさんからは翌日に返信が届きました。しかしCさんからは1週間経っても返信がなく、約2週間後に気づかなくてすみませんでした、の一文とともに返信がありました。

インターネットの事業でメンターになってもらいたい人なので私は極力やりとりを蜜にしたいと思っていますし、レスポンスの速さの重要性をよく理解している人であってほしいのです。この時点でCさんには、返信をいただいたお礼とともに別の方に決めた旨のお断りを入れました。

Aさん、Bさんからいただいたお返事の内容がどちらもよかったので、もう何度かやりとりを繰り返してみました。お2人とも常にレスポンスが早く、内容もとても丁寧でわかりやすかったのですが、Aさんのほうが端的に説明してくださる点が私の好みでしたので、メンターはAさんに決めました。

ここまでBさんにも時間を割いていただ

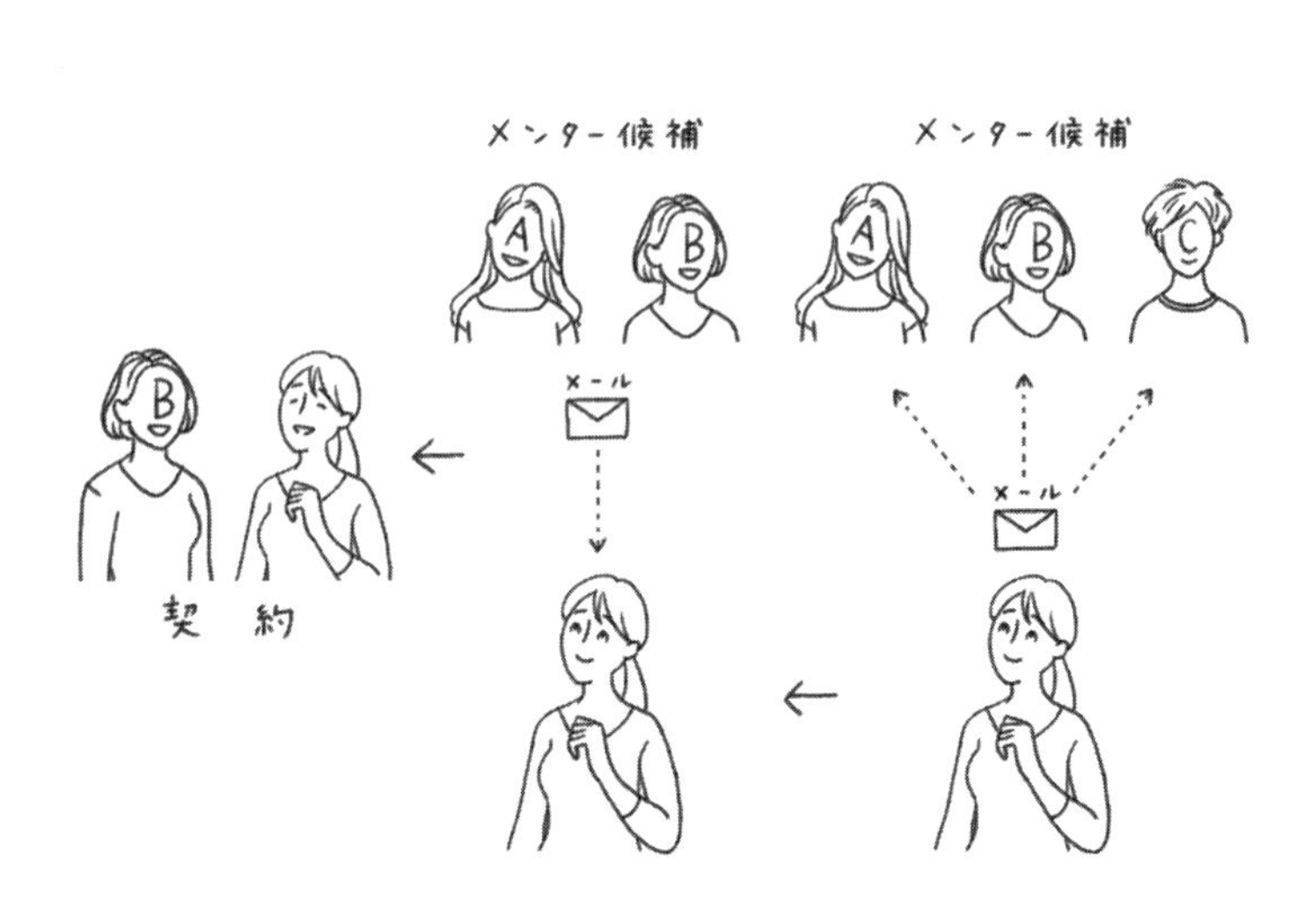

いたので、お断りとともにここまでの費用をお支払いしたい旨をお伝えしました。私は時間単価で費用をいただく仕事をしており「その人の時間を使わせてもらっている」という感覚が強いのです。Bさんからは好意は嬉しいが支払いは必要ないとの返信をいただきました。Bさんもとてもよいメンターになってくださったと思いますし、私もこのような人物になりたいと思いました。

Aさんですが、申し込む前のやりとり以上にレスポンスが早く、チャットで質問をすると早くて1分以内にお返事をいただける方でした。これには本当に驚きました。月数回行なわれるSkypeでのコンサルの際も的確に現状を分析してもらい、当初1年くらいで達成する予定が半年もかからず達成することができました。

Aさんにメンターになってもらった結果、飛躍的に事業が成長したわけです。これを私1人の考えで進めていたら3年かかっても完成していなかったと思います。**叶えたい未来側で活躍している人の力を借りることの凄さ**を身に染みて実感した体験でした。

達成した未来から現状を見ると苦しいが楽しいに変換される

叶えたい未来に向かっていると、辛い現実にぶつかるかもしれません。こんなときに意識してやってみてほしいのが「達成した未来から現状を見る」ということです。「あなたの未来はすでに達成している」ことを前提にします。自分が騙されるくらい未来に浸るのです。そしてすでに達成している自分（未来）から、過去の自分（現在）を確認します。

すると、どうでしょう。**すべての行動とその結果が叶えたい未来を達成するために必要なことだと解釈できる**ようになります。失敗だと思っていた出来事も、叶えたい未来の達成に必要ないと思っていた辛い出来事も、すべて大切だったのだと思えるようになります。ここで現状に思考を戻したとき、「叶えたい未来の達成は確実！」という感情が生まれやすくなります。

この方法は、辛いときや停滞したときだけでなく日常的に行うと効果てきめんです。ついつい忘れてしまうので「叶えたい未来と現状を確認する」と未来の内容とともに紙に書いて、普段から目にするところに貼っておくのです。私はトイレや仕事場の壁に貼り付けています。こうして1日何度も確認するようにしています。慣れてくると紙を読むだけで達成したい未来が浮かび、達成しているかのようになります。

三日坊主を防ぐための、ちょっとした変化作戦

「よし！叶えたい未来を達成するぞ！」と意気込んで行動を開始した初日。あれもこれもとたくさんの行動をすることでしょう。スリムなボディを目指すならばランニング、筋トレ、食事制限をするかもしれません。

しかし、大半は何日もしないうちに行動する気力がなくなってしまいます。急に今までと違ったことを始めると心理的なホメオスタシスが働くからです。「新しい行動をやめて、今までどおりにいこう！」という力が働くのです。また、初めは慣れないことが多いため時間がかかってしまい億劫になってしまうのです。これは**叶えたい未来の達成の可能性を低くしてしまいます。**いったいどうすればよいのでしょうか？

答えは簡単です。ホメオスタシスにバレないように、**少しずつ行動すればいい**のです。いつのまにか習慣化されることを狙うのです。「毎日ちょっとずつ」行動して心理的なホメオスタシスの影響力を弱めてあげましょう。

こうして**習慣化されてしまえば苦痛を感じなくなります。**私たちが食後に習慣的にハミガキをするように、特別意識することなく行動できます。あれこれ行動したい気持ちをグッとこらえ、ちょっとずつ、ちょっとずつ、を心掛けてください。

「未来への材料ノート」の定期確認で未来達成の意欲を維持

活動していればときには停滞します。「このまま続けても叶えたい未来は達成しないのでは？」と不安になってしまうことがあるでしょう。現状の停滞に心が縛られ、客観的に今までの歩みを確認することができなくなるからです。

そこで用意しておきたいのが「未来への材料ノート」です。叶えたい未来の達成につながる人と出会ったこと、新たな情報が見つかり行動したこと、その内容をノートに書いておきます。

これは材料なのだろうか？　と難しく考えずどんどん書きましょう。**後で読み返したときに、未来へ近づいているのを客観的に確認することができます。**「あぁ、この頃と比べるとだいぶ叶えたい未来に近づいてきているな」と自分の成長具合を確認できます。この確認が力となり、再び歩んでいくことができます。

普段使っている言葉を意識して、思考を変える

日本では昔から「言霊」と呼ばれる、言葉に宿る霊的な力が信じられてきました。言葉には私たちが思っている以上に影響力がありそうです。

それでは言葉の力が本当にあるのか、オーリングテストをしてみましょう。

①　右手の親指と人差し指で輪っかを作ります。左手も、右手の輪っかに通すように、同様に輪にしてください。

②　左右に引っ張ってもリングが外れないくらい、指に力をいれてください。

③　この状態を作ったら、「ありがとう、ありがとう、ありがとう」と繰り返し言いながら指のリングを左右に引っ張りましょう。

④　今度は「疲れた、疲れた、疲れた」と繰り返し言いながら、同じように指のリングを左右に引っ張ってみてください。

いかがでしょうか？　「ありがとう」と言ったときは、「疲れた」と言ったときよりも力

オーリングテスト

ありがとう!!
ありがとう!!

つかれた…
つかれた…

強さがあったかと思います。「疲れた」と言ったときはリングが外れたかもしれませんね。感情も変化していたのではないでしょうか？

このように、発する言葉は心と体に大きな影響を与えています。叶えたい未来を達成するための言葉の大前提は、プラスの言葉を使いマイナスの言葉は使わないことです。「わかってる！」っていう方は多いでしょう。では「しっかりできている」という方はどれほどいるでしょうか。私たちは発する言葉が大切だと知ってはいるものの、普段そこまで意識していないものです。

先ほどのオーリングテストから、プラスの言葉は私たちの心と体に好影響があるとわかりました。力強くなり、前向きな感情が生まれたと思います。逆にマイナスの言葉は、力が弱くなり後ろ向きの感情が生まれたと思います。普段からプラスの言葉を発していきたいですね。

私たちの脳は、「わたし」「あなた」のような主語を判別できません。ですから、自分に投げかける言葉だけでなく、相手に向けて発する言葉も、すべてプラスの言葉にしていきましょう。

・ありがとう、感謝します
・すべてが上手くいっている

・なんだかとってもいい感じ
・今日も素敵な1日だな
・私はいつも運がいい
・最高の気分で過ごしている

過去形ではなく「今」として発することがポイントです。逆に使いたくない言葉の例も挙げておきます。

・どうせやっても無駄だ
・上手くいかない
・ムカつく
・嫌い
・失敗した

このような言葉は、自分にも相手にも今後一切使いたくないですね。

普段使っている言葉を変えると周りの人たちも変わってきます。すべてをプラスの言葉に変えると周りの人たちが元気になったり、優しくなったりします。そういった人たちに囲まれていると、自分もますます元気になるという相乗効果が生まれます。普段からプラスの言葉を発すること、ぜひしっかりと実行してみてください。

第5章のまとめ

・夜寝る前に、叶えたい未来にいる自分を想像する
・朝の筋トレで1日を快適に過せる
・叶えたい未来側に進むのであれば、ストレッチゾーンで活動すること
・未来側で活躍している人の力を借りることで達成が加速する
・未来から現状を確認して、成長具合をチェックする
・ちょっとずつ行動することが、結果として叶えたい未来の達成の可能性を高める
・普段からプラスの言葉を発していこう

あとがき

叶えたい未来を考えてみましょうとクライアントへ伝えると、よく「自分だけの願いを考えていいのでしょうか?」「欲が深いのではないでしょうか?」と質問されます。これは「他人を差し置いて、自分だけ幸せになっていいのか」という考えだったり、「これは自分中心でわがままな考えなのではないか」という考えだったりするのですが、私は「まずは自分が願うことを達成して幸せになりましょう」と返答します。

儒教思想が入っている日本では、自分ひとりの幸せはあまりよい印象ではありません。私も「自分だけが」というのは正しいとは思いませんが、利他精神が強く自分がまったく幸せになっていない方を見かけると、この姿は違うのではないかと思ってしまいます。もちろんご本人が幸せに感じているのであれば、私が余計な口をはさむ必要はありませんが、実際にお話ししてみると疲弊している人が多いように感じます。

自分が幸せ、そして他人も幸せという順番がベストです。叶えたい未来の内容は、誰に気兼ねすることなく自分が幸せになれる内容にしましょう。お金持ちになる、南の島に住む、大会社の社長になる……、なんでもよいのです。とことん欲深くてよいのです。

自分が幸せになったうえで欲を大きくしていき、自分だけでなく、家族、友人、地域の人などへ幸せを拡大していけるとよいでしょう。欲のスケールを自分のみから、地域、国、と大きくしていくイメージですね。このような考えであれば堂々と欲深くなれますよね。

最後に、出版にあたりましてご協力くださった遠藤励起先生、岩谷洋昌先生、コスミック出版の岩谷健一さん、ありがとうございました。原稿のチェックをしてくださった河井香了さん。忙しいときでも嫌な顔一つせず対応してくださり、ありがとうございました。フェイスブックやYouTubeでいつも応援してくださる皆さま、今まで私に関わってくださった皆さまに心より厚く御礼申し上げます。そして最後に、いつも仕事を優先させてくれ、今回も執筆に集中させてくれた家族へ感謝します。

叶えたい未来の達成は自分が本当に叶えたいものであればあるほど、達成の可能性が高まっていきます。あなたの素敵な未来を作り出すのは誰でもないあなた自身なのです。誰に遠慮することもありません。心から叶えたい未来を望み、達成していきましょう。応援しています。

KOU

［プロフィール］

KOU（コウ）

氣幸師、瞑想家。1976年山形県生まれ。子供の頃から視えない世界の存在に気づく。友人たちにヒーリングのまねごとをし、ついたあだ名が「お医者さん」。夜目を閉じると、曼荼羅のような模様がぎっしりと視える、不思議な子供だった。20代で上京、システム開発会社で10年間エンジニアとして働く。30代前半で帰郷し、WEBマーケティングを専門としたコンサルタントとして独立。父親の病気をきっかけに気功を習得し、奥義といわれる大周天、クンダリニー覚醒を達成。同時にオンラインでの瞑想会や遠隔ヒーリングを始める。遠隔一斉ヒーリングでは、70名近くの参加者全員の症状に同時に対応し、好評を得た。そのような中、人間の可能性に興味を持ち、認知心理学、脳科学、哲学の学びを深め、視えない世界の存在を理論的に体系化できることに気づく。思考をうまく使えば、自分のやりたいことや達成したいことを自由に叶えられると、クライアントに伝え始める。コンサル時代を含む延べ5000人以上とのやり取りから、ヒーリングを使って人生を好転させる手法を確立。夢を諦めかけている人や、人間関係につまずいている人、不思議な世界に翻弄されている人など、さまざまな悩みを持つ人たちの人生を好転させてきた。現在はヒーラーの養成にも力を入れ、HPやYouTubeを中心に活動している。

[HP] https://kouryu-kikoj.com/

[YouTube] https://www.youtube.com/channel/UCmLFP9yGvtslGbpSE9pfR9w/

夢を叶える7つの呼吸法
心の足かせをはずして自分らしく生きるメソッド

ISBN978-4-7747-9227-9 C0077

著　者　KOU

発行人　杉原葉子

発行所　株式会社コスミック出版

〒154-0002　東京都世田谷区下馬6-15-4
代表 TEL.03-5432-7081
営業 TEL.03-5432-7084
FAX.03-5432-7088
編集 TEL.03-5432-7086
FAX.03-5432-7090
http://www.cosmicpub.com/

振替　00110-8-611382

印刷・製本　株式会社光邦

乱丁・落丁本は、小社へ直接お送りください。郵送料小社負担にてお取り替えいたします。